Aljoscha Schwarz/Ronald Schweppe

Johanniskraut

Neuer Schwung und innere Harmonie

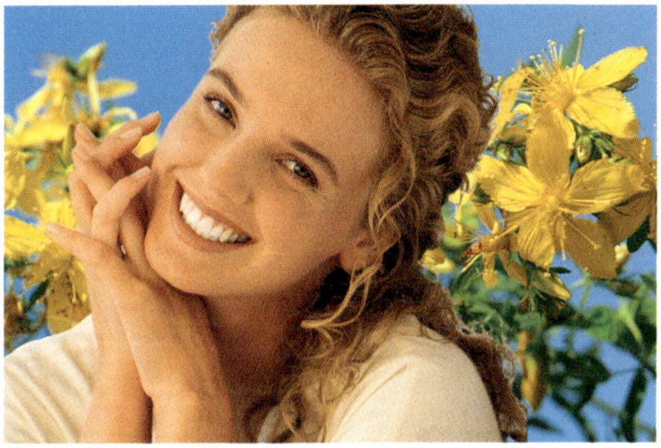

Das bewährte Heilkraut

- bei Verletzungen, Entzündungen, Schmerzen
- bei Angst, Erschöpfung, Depressionen
- für die Schönheitspflege
- **Extra:** 4-Wochen Kur

GU GRÄFE UND UNZER

Inhalt

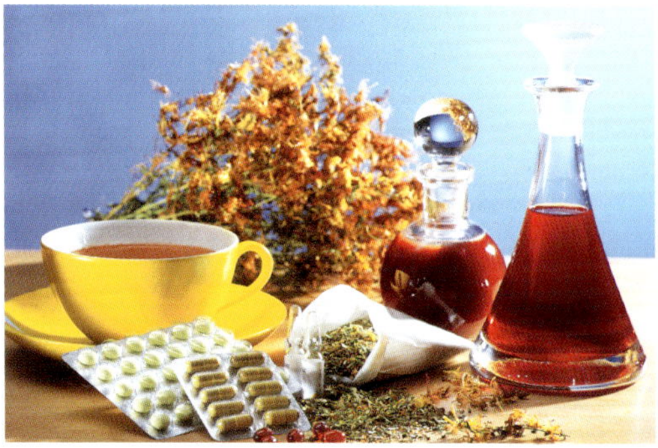

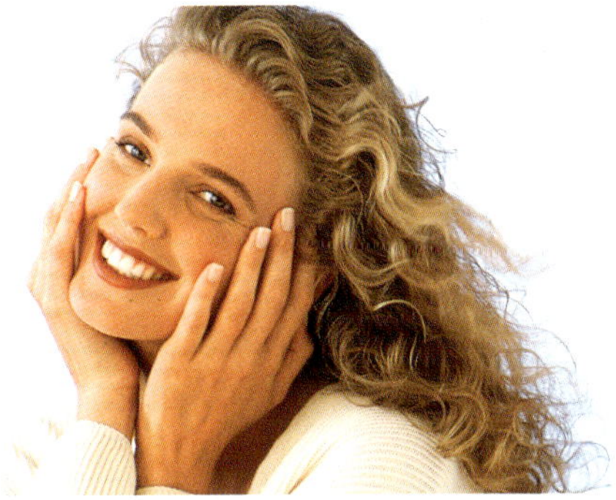

Wichtiger Hinweis

In diesem Ratgeber wird die äußerliche und innerliche Anwendung von Johanniskraut und weiteren natürlichen Heilmitteln dargestellt – zur Behandlung von körperlichen und seelischen Beschwerden, zur Vorbeugung und zur Körperpflege. Jeder Leser ist aufgefordert, in eigener Verantwortung zu entscheiden, ob und inwieweit er diese einsetzt. Beachten Sie bitte die Warnhinweise im Text sowie die Ausführungen zu den Grenzen der Selbstbehandlung auf Seite 34, und halten Sie sich genau an die Dosierungs- und Anwendungsvorschriften. Wenn Sie in ärztlicher Behandlung sind, informieren Sie bitte Ihren Arzt über Ihr Vorhaben, sich mit Johanniskraut selbst zu behandeln.
Wenn Sie Johanniskraut selbst sammeln möchten, beachten Sie bitte die Hinweise auf den Seiten 12 und 26, die auf eine mögliche Verwechslungsgefahr mit anderen Pflanzen aufmerksam machen.

Ein Wort zuvor

Über 24 Milliarden Tabletten, Pillen und Kapseln nehmen wir Deutschen Jahr für Jahr ein – das heißt, auf jeden Bürger kommt fast eine Pille pro Tag: jeden Tag, jede Woche, jeden Monat, Jahr für Jahr! Sind wir denn so krank? Aber selbst wenn dem so wäre, ist leider nicht zu beobachten, daß uns die vielen Medikamente besonders gesund und zufrieden machen.

In den letzten Jahrzehnten, vor allem aber in den letzten paar Jahren ist es zu einer gewissen Trendwende gekommen. Gesundheitsbewußte Menschen vertrauen immer öfter auf die Heilkräfte der Natur, die ihre Gesundheit ohne Nebenwirkungen und ohne Tierversuche fördern und die den ganzen Menschen berücksichtigen, anstatt zu versuchen, einzelne »Fehler« zu »reparieren«. Auch Heilpraktiker, Schulmediziner und sogar die medizinische Forschung besinnen sich auf das Wissen unserer Vorfahren, und allmählich setzt sich die Erkenntnis durch, daß die Natur ungeheuer viel zu bieten hat.

Eines der erstaunlichsten und gleichzeitig bewährtesten Naturheilmittel, das überdies heute von der Schulmedizin anerkannt wird, ist das Johanniskraut. Johanniskraut ist einerseits ein altes Hausmittel, andererseits in manchen Fällen eine hochaktuelle Alternative zu Medikamenten, die starke Nebenwirkungen haben.

Die Beschäftigung der Naturwissenschaft mit Johanniskraut hat nicht nur altes Wissen ausgegraben und bestätigt, sondern gezeigt, daß das Wirkungsspektrum dieser Heilpflanze noch größer ist, als unsere Vorfahren dachten. Heute wissen wir, daß Johanniskraut bei so unterschiedlichen Beschwerden wie Depressionen, Verdauungsproblemen, Rheuma, Gicht, Schlafstörungen, Herzbeschwerden, Hautproblemen und Verletzungen helfen kann.

In diesem Buch erfahren Sie alles, was Sie über Geschichte und Botanik, Anbau und Verarbeitung, Fertigpräparate und selbsthergestellte Mittel, Anwendungen und Einsatzgebiete des Johanniskrauts wissen möchten.

Entdecken Sie eines der erstaunlichsten Heilmittel aus der Naturapotheke!

Aljoscha Schwarz
Ronald Schweppe

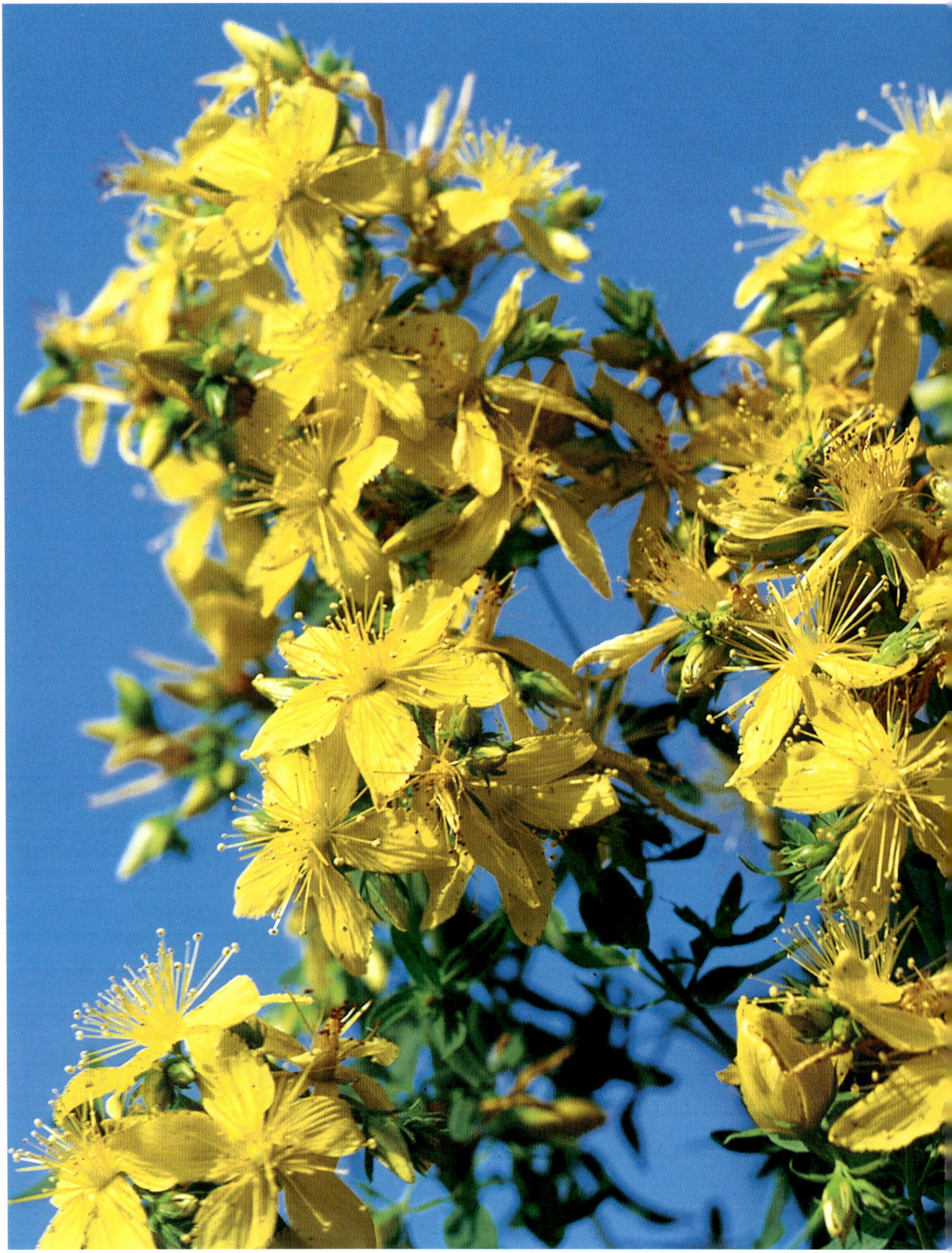

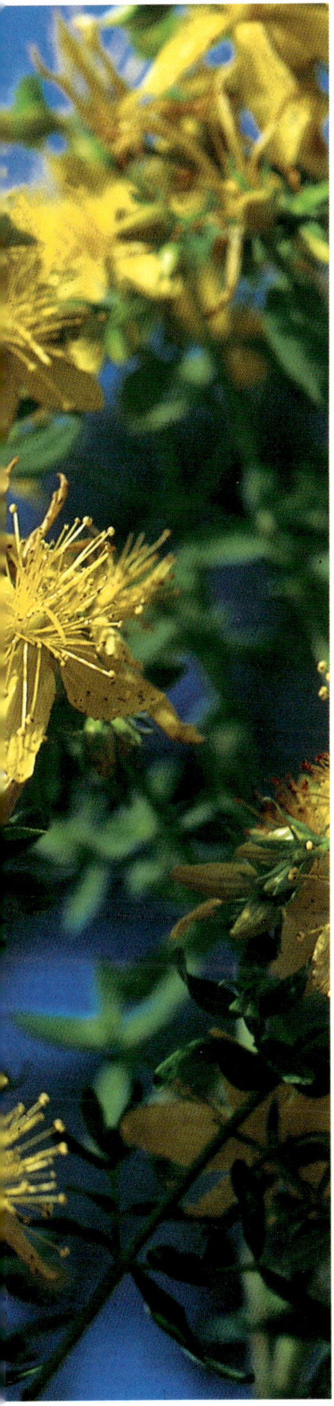

Johanniskraut – Königin der Heilkräuter

Die vielfältigen Wirkungen des Johanniskrauts versetzen selbst Fachleute immer wieder in Erstaunen. Johanniskraut hilft dem Körper seine Funktionen zu erfüllen, es hilft uns, wacher, entspannter und konzentrierter zu sein, und es wirkt ausgleichend auf die Seele. Dieses Kapitel gibt Ihnen einen Einblick in die lange Geschichte des Johanniskrauts, es stellt Ihnen die Pflanze sowie ihre Inhaltsstoffe und Wirkungen vor und nennt die Vor- und Nachteile von Fertigpräparaten. Sie erfahren, wie Sie das Kraut im eigenen Garten anbauen und zu wirksamen Heilmitteln verarbeiten können – wie Johanniskraut-Öl, Tinktur, Elixier oder Pulver und Tee.

Ein kurzer Blick auf die lange Geschichte

Auch wenn das »Wundermittel« Johanniskraut heute in aller Munde ist und als im besten Sinne modernes Naturheilmittel bezeichnet werden kann, so hat es doch eine sehr lange Geschichte.

Vom Hexenkraut zum Hausmittel

Die Anfänge der Heilkunde

In grauer Vorzeit, als die Menschen noch als Jäger und Sammler lebten, war das Wissen über die Natur nicht nur selbstverständlich, sondern geradezu lebensnotwendig. Doch dieses Wissen war kein naturwissenschaftliches Wissen, sondern beruhte auf Erfahrungen – auf den eigenen und jenen der Vorfahren. Es war auch kein Wissen, das den Menschen über die Natur stellte und ihm Macht über sie gab, sondern eines, das ihm das Einfühlen in das Naturgeschehen erleichterte. Denn die Natur war belebt und weise: Gottheiten und Geister lebten in allem. In Pflanzen, die Wunden schließen und Krankheiten heilen konnten, wohnten wohlgesonnene Geister, die verehrt wurden. Im Laufe vieler tausend Jahre wuchs das überlieferte Wissen immer weiter, bis schließlich »Spezialisten« notwendig wurden, die die Erfahrungen sammelten, vermehrten, anwandten und weitergaben: Die Schamanen waren die ersten Priester, Wissenschaftler und Ärzte der Menschheit.

Erfahrungen und überliefertes Wissen

Schon in der Antike eine Heilpflanze

Was unsere ältesten Vorfahren wirklich wußten, werden wir natürlich niemals mit letzter Sicherheit erfahren; denn die Schrift war ja noch nicht erfunden. Wir können jedoch feststellen, daß die Ärzte der Antike das Johanniskraut bereits kannten, unter anderen der »Vater der Medizin«, der griechische Arzt Hippokrates (460 bis 370 v. Chr.). Bekannt war es auch Dioskurides (40 bis 90 n. Chr.), einem griechischen Arzt, der die Heilwirkungen von Pflanzen erforschte und in seinem Werk *De Materia Medica* erstmals Themen der Botanik und der Pharmakologie ohne abergläubische Elemente behandelte, sowie Galen (129 bis 199 n. Chr.), dessen Beobachtungen der Körperfunktionen des Menschen das medizinische Denken und Handeln der folgenden 1400 Jahre bestimmten. Schon damals gab es Legenden um dieses heilkräftige Kraut – es sollte magische Kräfte besitzen und die Götter milde stimmen. Der botanische Name des Johanniskrauts, *Hypericum,* zeigt das: Das Kraut wurde über (gr. *hyper)* Götterbildern (gr. *eikos)* aufgehängt.

Ein Kraut mit magischen Kräften

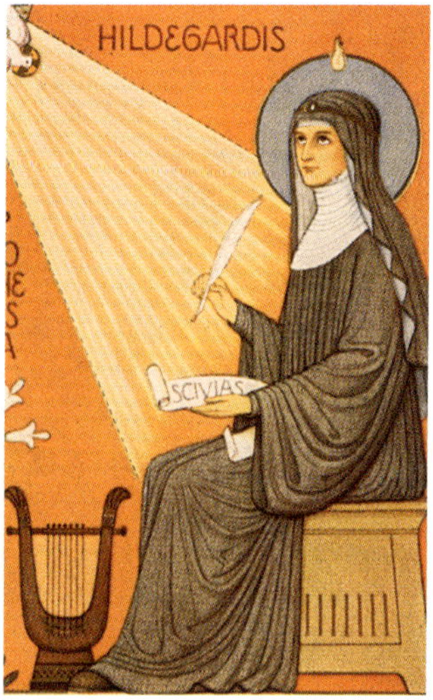

Auch die als Heilige verehrte Hildegard von Bingen kannte das Johanniskraut.

In der Antike wurde Johanniskraut vor allem bei Wunden und Verletzungen eingesetzt, aber auch schon bei Entzündungen, Fieber, Verdauungsbeschwerden und Schmerzen verwendet. So schreibt zum Beispiel Plinius d. Ä. (23 bis 79 n. Chr.) in seiner *Historia Naturalis:* »Verbrennungen werden durch den Wegerich geheilt ... ferner ... durch das bloße Kraut hypereikon ...«. Im Mittelalter war Johanniskraut ein weitverbreitetes Hausmittel. Auch die heilkundige Benediktineräbtissin Hildegard von Bingen (1098 bis 1179) beschrieb es – unter der deutschen Bezeichnung *hartenauwe* – in ihrem berühmten Werk über Heilmittel, *Physica.*

Der Name beruht auf einer Legende

Nach einer frühen christlichen Legende ist die Pflanze aus dem vergossenen Blut Johannis des Täufers entstanden – daher auch das »Blut«, das beim Zerreiben der Blätter und Blüten erscheint. Das Gothaer Arzneibuch aus dem 14. Jahrhundert ist der erste Beleg für den heutigen Namen des Krautes; Hypericum wird dort *Sant Johanniscrud* genannt. Dieser Name hat sich in ganz Europa verbreitet: In England heißt das Kraut *St. John's Word,* in Italien *Erba di San Giovanni,* in Frankreich *Herbe de Saint Jean,* in Portugal *Herba de San Xuan* und in Spanien *Hierba de San Juan.*

Heilkraut für Körper und Seele

Das Mittelalter war schon ausgeklungen, als der berühmte Arzt Theophrastus Bombastus von Hohenheim, besser bekannt als Paracelsus (1493 bis 1541) erstmals die heilkräftige Wirkung des Johanniskrauts bei psychischen Leiden beschrieb. Natürlich sprach er nicht von »psychischen Beschwerden«, sondern empfahl das Kraut als *fuga daemonum,* als »Dämonenaustreiber« (heute noch lautet ein volkstümlicher Name des Johanniskrauts »Jageteufel«) – gemeint war das, wofür das Kraut heute vor allem bekannt ist: als Mittel, um die »bösen Geister« der Schwermut zu vertreiben.

Paracelsus erkannte die Wirkungen auf die Psyche

In der Volksmedizin hatte das Johanniskraut mittlerweile ebenfalls seinen festen Platz, wenn es auch vor allem – wie schon in der Antike – gegen Verletzungen, Verdauungsbeschwerden, Gallenleiden, Wurmbefall und Schmerzen eingesetzt wurde. Dieses Wissen wurde von Generation zu Generation weitergegeben – auch unsere Großeltern kannten Johanniskraut meist noch als wirksames Hausmittel.

Ein altes Hausmittel – neu entdeckt

Als die Begeisterung über die Möglichkeiten der modernen Wissenschaft ihren Höhepunkt erreichte, wurde alles, was nicht modern, nicht eindeutig analysierbar und beweisbar war, als Aberglaube belächelt, als Irrlehre verteufelt und keiner weiteren Beachtung wert befunden. Teilweise ist das nachvollziehbar, denn in der Volksmedizin wurden die verschiedenen Arten von Johanniskraut ohne Unterscheidung verwendet – obwohl die meisten keine nennenswerte Heilkraft aufweisen. Doch leider wurde dabei das Kind mit dem Bade ausgeschüttet und die unbestreitbaren Wirkungen des Echten Johanniskrauts wurden ebenfalls geleugnet.

Nicht alle Johanniskraut-Arten sind Heilmittel

Überdies waren die analytischen Methoden lange Zeit zu ungenau. Zwar wurde das Kraut schon im 19. Jahrhundert chemisch untersucht: die erste wissenschaftliche Arbeit (1830) nennt Gerbstoffe, den roten Farbstoff *(Hypericinrot)* und Pektinsäure. Außer den Gerbstoffen konnten die Chemiker damals jedoch keine wirksamen Substanzen nachweisen – also gab es sie eben nicht. Die Erzählungen der Großmütter waren nicht mehr Ausdruck uralter Weisheit und Erfahrung, sondern nur noch Altweibergeschwätz, viele Hausmittel gerieten in Vergessenheit. Dieser Irrtum wird heute allmählich korrigiert. Die Medizin beginnt, die Grenzen von Technik und Chemie zu erkennen und besinnt sich auf ihre Wurzeln. Die Bereitschaft wächst, alte Erfahrungen ernstzunehmen und anzuerkennen, daß Naturheilmittel mitunter mehr können, als die chemische Analyse ihrer Bestandteile ahnen läßt. Viele alte Hausmittel wie auch das Johanniskraut werden heute wiederentdeckt.

Als Naturheilmittel anerkannt

Auch die Schulmedizin erkennt die Bedeutung des Johanniskrauts

Die Wirksamkeit des Johanniskrauts, insbesondere seine beruhigenden, antidepressiven Kräfte, konnten auch wissenschaftliche Untersuchungen bestätigen. Schon zu Anfang des Jahrhunderts wurde die Hauptsubstanz des Johanniskrauts, *Hypericin,* chemisch und spektroskospisch nachgewiesen. 1941 fand Johanniskraut dann unter der pharmazeutischen Bezeichnung *Herba hyperici* Eingang in das *Deutsche Arzneimittelbuch* und wurde 1979 auch in den deutschen Arzneimittelkodex (nun als *Hyperici herba)* aufgenommen. Ein Wandel zeigt sich auch in den Einträgen des angesehenen medizinischen Fachwörterbuches, dem *Pschyrembel.* In der 256. Auflage (1990) wurde Johanniskraut nicht erwähnt, doch in der nächsten Auflage (1994) fand sich unter dem Stichwort *Herba Hyperici* immerhin ein neunzeiliger Artikel, der depressive Verstimmungen, Angst, Unruhe, Verletzungen, Verbrennungen, Muskelschmerzen und Verdauungsprobleme als Anwendungen aufzählt.

Eine Heilpflanze mit vielerlei Wirkungen

■ Heute ist Johanniskraut ein von der Schulmedizin anerkanntes Heilmittel, vor allem bei depressiven Verstimmungen. Einige seiner Wirkungen sind immer noch nicht ausreichend wissenschaftlich erforscht und werden daher von der Schulmedizin wenig genutzt. Doch die moderne Naturheilkunde wird sicher noch einige überraschende Wirkungen des Johanniskrauts belegen können.
Schon jetzt hat der Markt das Potential des Johanniskrauts entdeckt, und viele Firmen bieten Johanniskrautpräparate an, wenn auch nicht immer in sinnvollen Kombinationen mit anderen Substanzen und in unterschiedlicher Qualität (Seite 22).

Die Johanniskraut-pflanze

»Johanniskraut« ist eigentlich eine Bezeichnung für eine ganze Pflanzengattung, die Hartheugewächse, *Hypericaceae*. Es gibt viele – nach neuestem Stand der Forschungen 378! – verschiedene Johanniskrautarten. Fast überall auf der Welt gibt es Vertreter dieser Gattung, vor allem in den Tropen, aber auch in den gemäßigten Zonen – neun allein in Mitteleuropa. Wenn wir hier von Johanniskraut sprechen, meinen wir jedoch eine ganz bestimmte Art, nämlich die einzige, die heilkundlich von Bedeutung ist: Das »Gemeine« oder »Echte Johanniskraut«, auch als »Tüpfelhartheu« bekannt, das den botanischen Namen *Hypericum perforatum L.* trägt.

An Wuchs und Blüte ist das Echte Johanniskraut leicht zu erkennen.

Aussehen und Vorkommen

Das Echte Johanniskraut gedeiht vor allem auf Magerwiesen und an sonnigen Waldrändern. Im Sommer entfalten sich an der bis zu 1,20 Meter hohen Pflanze ganze Büschel (»Scheindolden«) mit goldorangen, schwarz getüpfelten Blüten. Die fünfblättrigen Blüten geben beim Zerreiben einen dunkelroten Saft ab, der charakteristisch für die Pflanze ist. Ein weiteres Erkennungsmerkmal, auf das sich auch der botanische Name des Johanniskrauts bezieht, sind die durchscheinend gepunkteten, elliptischen Blätter, die – wegen der kleinen Öldrüsen, die eine helle Flüssigkeit enthalten – wie perforiert wirken. Diese Blätter sind wechselseitig einander gegenüberstehend (kreuzgegenständig) an dem zweikantigen kahlen Stengel angeordnet. Das Kraut duftet herb und leicht harzig.

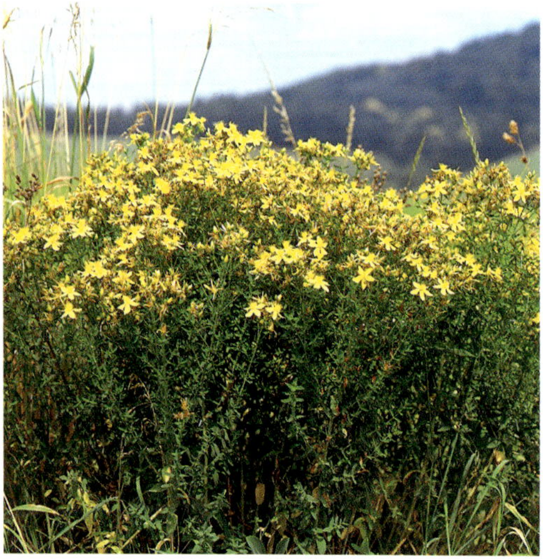

Charakteristische Blüten, Blätter und Stengel

Anbau und Ernte

Ernte zur Zeit des Johannis-tags

Für die pharmazeutische Herstellung von Johanniskrautpräparaten wird das Kraut großflächig angebaut – oft in kontrolliert biologischem Anbau. Täglich wird die Qualität und der Wirkstoffgehalt des Krautes überprüft, so daß die Ernte zum Zeitpunkt der höchsten Wirkstoffkonzentration in der Pflanze stattfindet, um den 24. Juni herum. Die Kräuterfelder werden maschinell abgeerntet, die Blüten werden also meist nicht getrennt vom Rest des Krautes gesammelt.

Im Labor wird der Wirkstoffgehalt bestimmt und kontrolliert, ob das Kraut frei von Schwermetallen und Rückständen ist. Bei der industriellen Weiterverarbeitung wird (außer bei naturreinen Heilpflanzensäften, Ölen, Tees und Pulvern) der Extrakt aus dem Johanniskraut so bearbeitet (»standardisiert«), daß der Gehalt an bestimmten Wirkstoffen in den Tabletten, Kapseln und Tinkturen immer gleich ist.

Inhaltsstoffe und ihre Wirkungen

Selbst beim heutigen Stand der analytischen Chemie lassen sich nicht sämtliche Inhaltsstoffe einer Pflanze identifizieren und alle Wirkungen eines Pflanzenheilmittels vollständig erklären. Im Falle des Johanniskrauts wurde allerdings eine Reihe wirksamer Inhaltsstoffe gefunden. Einige der wichtigsten Substanzen und ihre Wirkungen wollen wir uns genauer ansehen.

Hypericin

Hypericin ist der Hauptwirkstoff des Johanniskrauts, dem das Kraut auch seine pharmazeutische Bezeichnung *Hyperici herba* verdankt. Im getrockneten Kraut findet sich durchschnittlich 0,1 % Hypericin, in den frischen Blüten das zwei- bis dreifache. Überdies enthält Johanniskraut Pseudohypericin, eine dem Hypericin verwandte Substanz, die zwar schwächer wirkt, aber in etwa doppelter Menge im Johanniskraut vorhanden ist. Hypericin hat eine stimmungsaufhellende Wirkung.

Der Stoff, der die Stimmung aufhellt

Wirkungen auf zweierlei Weise

Einerseits verstärkt Hypericin die Wirkung von Licht auf den Organismus und reguliert dadurch die Melatoninproduktion in der Zirbeldrüse des Gehirns. Normalerweise wird Melatonin vor allem in der Nacht produziert, was dazu führt, daß wir müde werden und schlafen. Tageslicht hemmt die Melatoninproduktion. Bei depressiven Verstimmungen jedoch ist die Melatoninkonzentration auch tagsüber erhöht – Hypericin sorgt dafür, daß diese Fehlfunktion ausgeglichen wird.

Fröhlich oder traurig – wechselnde Stimmungen kennen wir alle.

Hypericin setzt aber auch an einer weiteren Stelle an: Es bewirkt, daß bestimmte Botenstoffe im Gehirn – Dopamin, Serotonin und Noradrenalin – langsamer abgebaut werden. Bei einem Mangel an diesen Neurotransmittern verändert sich unsere Stimmungslage negativ, wir werden nervös, unruhig und depressiv. Auch von daher ist nachvollziehbar, daß Johanniskraut, indem es den Gehalt dieser Überträgersubstanzen im Gehirn reguliert, ein wirksames Mittel bei depressiven Verstimmungen ist.

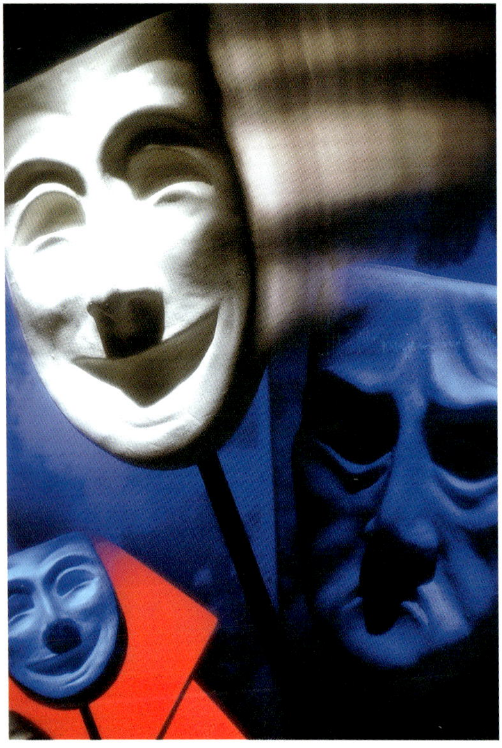

Hyperforin

Hyperforin ist in den frischen Blüten in relativ großen Mengen vorhanden (bis zu 4 %), im trockenen Kraut ist dieser flüchtige Stoff nicht mehr nachweisbar. Die höchste Konzentration von Hyperforin findet sich demnach in Öl, das aus frischen Blüten gewonnen wurde.

Konzentriert im Blütenöl

Hyperforin wirkt desinfizierend, entzündungshemmend, heilungsfördernd und beruhigend. Es macht Johanniskraut zu einem wertvollen Mittel bei vielen Hautbeschwerden, vor allem

Licht und Gefühlsleben hängen zusammen

Daß die Sprache den Begriff »aufhellen« auch auf unsere Stimmung bezogen verwendet, ist kein Zufall, sondern weist auf den engen Zusammenhang von Licht und Gefühlsleben hin. Lichtmangel kann depressive Verstimmungen nach sich ziehen – die sogenannte Winter-Depression ist darauf zurückzuführen. Umgekehrt wurden bei Depressionen Erfolge mit einer Lichttherapie erzielt, bei der der Patient täglich mit einer extrem hellen Lichtquelle bestrahlt wird.
Wissenschaftliche Studien belegen, daß Johanniskraut (beziehungsweise Hypericin) die antidepressive Wirkung einer Lichttherapie deutlich erhöht.

Zur Ersten Hilfe

aber – und das ist schon seit der Antike bekannt – zu einem idealen Erste-Hilfe-Mittel bei kleineren Verletzungen, Wunden oder Verbrennungen.
Hyperforin ist chemisch eng verwandt mit den Bitterstoffen des Hopfens, was wahrscheinlich einen Teil der angstlösenden und schlaffördernden Wirkungen des Johanniskrauts erklärt.

Quercitrin

Quercitrin ist ein sogenannter MAO-Hemmer (Monoaminooxydase-Hemmer), der bewirkt, daß das Hormon Serotonin langsamer abgebaut wird. Serotonin, ein sogenannter Neurotransmitter, wirkt sich auf die Gehirnfunktion und damit auch auf den gesamten Körper aus: Die Muskulatur wird besser durchblutet, der Herzschlag wird kräftiger, die Verdauungsorgane werden sowohl beruhigt als auch angeregt, was als angenehmes Sättigungsgefühl wahrgenommen wird.

Serotonin – das »Glückshormon«

Daß Serotonin auch als »Glückshormon« bezeichnet wird, liegt an seiner stimmungshebenden Wirkung.
Um den Serotoninspiegel zu heben, werden in der Psychiatrie bei der Therapie von Depressionen MAO-Hemmer eingesetzt, die dem Quercitrin chemisch verwandt sind. Quercitrin spielt also sicherlich ebenfalls eine Rolle bei der antidepressiven Wirkung des Johanniskrauts.

Quercetin

Das Quercetin ähnelt in seinen Wirkungen dem Quercitrin. Beide Stoffe zusammen verringern die Wahrscheinlichkeit, an Darm- oder Brustkrebs zu erkranken.

Johanniskraut kann getrocknet sowie als öliger oder alkoholischer Auszug angewendet werden.

Quercetin hat zudem eine antivirale Wirkung: Es behindert die Vermehrung von Viren in den Körperzellen. Und Viren sind – wie Sie vielleicht wissen – für eine ganze Reihe von Krankheiten verantwortlich, von Aids über Schnupfen bis zu Zeckenenzephalitis. Inwieweit die Konzentrationen von Quercetin bei der Einnahme von Johanniskraut ausreichen, um meßbare Auswirkungen auf die Virenvermehrung im Körper zu haben, wurde noch nicht eindeutig geklärt. Allerdings zeigen einige Studien, daß Johanniskrautextrakte bei Zellen im Reagenzglas das Wachstum von HIV-, Leukämie- und Grippe-Viren hemmen, und es wurden auch schon Patente dazu angemeldet.

Ein Mittel, um Krebs vorzubeugen

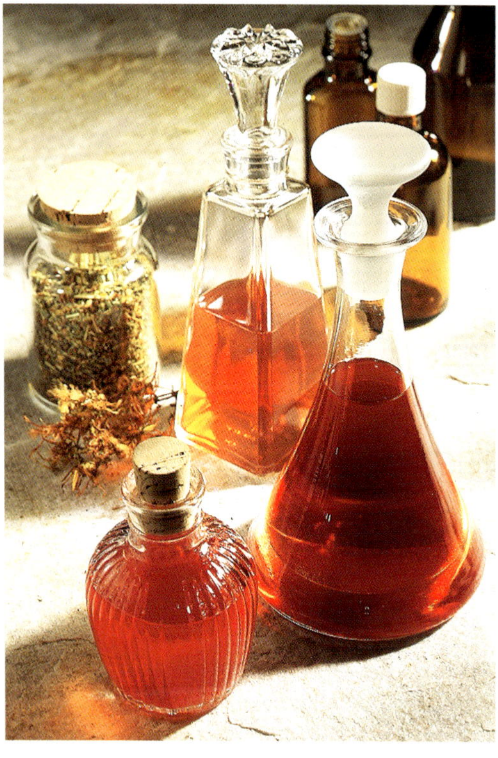

Biflavonoide

In den Blüten und Knospen des Johanniskrauts finden sich zwei nahe verwandte Biflavonoide, Biapigenin und Amentoflavon: Biapigenin wirkt sich vor allem auf die körperlichen Symptome von Nervosität aus – es dämpft Zittern und Herzklopfen, reguliert die Schweiß- und Speichelproduktion und beruhigt die Darmtätigkeit. All dies beeinflußt die Psyche und führt zu mehr Ausgeglichenheit. Amentoflavon wirkt Entzündungen und Geschwürbildung entgegen. Diese Eigenschaften dürften für die heilsame Wirkung des Johanniskrauts bei Magenbeschwerden mitverantwortlich sein.

Biapigenin und Amentoflavon

Ätherische Öle

Ätherische Öle sind leicht flüchtige aromatische Stoffe, das heißt, sie verdunsten schnell und entfalten einen intensiven Geruch. Die ätherischen Öle des Johanniskrauts wirken bei äußerer Anwendung kühlend, schmerzlindernd, desinfizierend, heilungsfördernd und entspannend. Innerlich angewandt beruhigen sie.

Flüchtige Gerüche

Aus der Aromatherapie ist bekannt, daß ätherische Öle über den Geruchssinn positiv auf das Befinden wirken können (Seite 88). Die ätherischen Öle des Johanniskrauts haben einen sowohl aktivierenden als auch entspannenden Effekt – die Wachheit steigt und die Nervosität sinkt. In den frischen Blättern, in denen sich die Öldrüsen befinden, ist das meiste ätherische Öl enthalten, im getrockneten Kraut ist es nicht mehr vorhanden. Wenn es auf die Wirkung der ätherischen Öle ankommt (zum Beispiel bei der Rheumabehandlung), sollte ein Johanniskrautöl daher vorwiegend aus den frischen Blättern gewonnen werden.

Gerbstoffe

Die Gerbstoffe waren die ersten Wirkstoffe des Johanniskrauts, die – bereits 1830 – aus dem Kraut isoliert werden konnten – lange bevor die Wissenschaft über die vielen anderen wirksamen Substanzen, die das Johanniskraut bereithält, Bescheid wußte.

Wichtig fürs Herz

Gerbstoffe wirken blutstillend und regulieren die Verdauung. Überdies haben sie leicht antibakterielle und schmerzlindernde Eigenschaften. Besonders wichtig ist ihre Wirkung auf das Herz: Sie kräftigen den Herzmuskel, erhöhen seine Pumpleistung und verbessern seine Durchblutung – und damit die Versorgung des gesamten Organismus mit Sauerstoff.

Das Zusammenwirken der Inhaltsstoffe

Sie haben nun schon einen gewissen Eindruck davon, warum Johanniskraut ein so wirksames Naturheilmittel ist. Schon die einzelnen Substanzen für sich genommen sind heilsam. Aber das eigentliche Geheimnis des Johanniskrauts – und natürlich auch anderer Naturheilmittel – geht über die Summe der Wirkungen seiner Inhaltsstoffe weit hinaus.

Daran ist gar nichts Rätselhaftes: Wenn wir ein Radio in seine Einzelteile zerlegen und ordentlich auf dem Tisch vor uns ausbreiten, sehen wir möglicherweise viele interessante und erstaunliche Einzelheiten – aber die Funktion des Radios erschließt sich uns dadurch nicht!

Synergetische Wirkungen

Durch das harmonische Zusammenarbeiten mehrerer Stoffe stellt sich die synergetische Wirkung ein – die Gesamtheit der im Johanniskraut enthaltenen Substanzen vermag also mehr, als die ohnehin schon beeindruckenden Einzelstoffe ahnen lassen.
Auch die pharmazeutische Forschung hat dies ansatzweise bestätigt: So konnte gezeigt werden, daß Hypericin allein viel schwächer wirkt als innerhalb des Johanniskraut-Gesamtkomplexes.
Es sind also weniger die einzelnen Inhaltsstoffe des Johanniskrauts, die heilsam sind, sondern das Johanniskraut als Ganzes. Ebenso gilt, daß Johanniskraut nicht »Einzelteile« des Körpers »repariert«, sondern sich auf den ganzen Menschen harmonisierend auswirkt.

Die wichtigsten Wirkungen des Johanniskrauts auf einen Blick

Wirkung	Wirkstoff	Anwendung
antidepressiv	Hypericin, Quercitrin, Quercetin, ätherische Öle	Tee, Pulver, Elixier, Kapseln, Dragees
antiviral	Quercetin, Hypericin	Elixier, Pulver
beruhigend	Hyperforin, Quercetin, Biapigenin, ätherische Öle	Elixier, Tee
blutstillend	Gerbstoffe, ätherische Öle	Blattöl, Pulver
desinfizierend	Ätherische Öle, Hyperforin	Tinktur, Blattöl
entspannend	Biapigenin, ätherische Öle	Blütenöl, Elixier
entzündungshemmend	Amentoflavon, Hyperforin	Blütenöl, Tinktur
herzstärkend	Gerbstoffe, Quercitrin	Pulver, Elixier
krebsvorbeugend	Quercetin, Amentoflavon	Elixier, Pulver
schlaffördernd	Hyperforin, Biapigenin	Tee, Elixier, Kapseln, Dragees
schmerzlindernd	Ätherische Öle, Hyperforin, Gerbstoffe	Blattöl, Tinktur, Elixier
verdauungsregulierend	Quercitrin, Biapigenin	Blütenöl, Tinktur

Nebenwirkungen

Naturheilmittel sind nicht zuletzt deshalb so beliebt, weil die Nebenwirkungen der synthetischen Arzneimittel mitunter stärker sind als ihr Nutzen. Viele Menschen fürchten sich inzwischen geradezu vor den Medikamenten der Schulmedizin und greifen daher dankbar Alternativen auf. Daß ein Mittel natürlich ist, bedeutet aber keineswegs immer, daß es nebenwirkungsfrei ist! Einige der tödlichsten Nervengifte sind pflanzlicher Herkunft, Strychnin zum Beispiel stammt aus den Samen des Brechnußbaumes. Auch mit pflanzlichen Heilmitteln sollte daher vorsichtig und verantwortungsvoll umgegangen werden.

Bei normaler Dosierung verstärkt Johanniskraut die Lichtempfindlichkeit nicht.

Für das Johanniskraut gilt jedoch in der Tat, daß es trotz seiner Vielfältigkeit und Wirksamkeit praktisch keinerlei Gefahren birgt. Durch neuere Untersuchungen haben sich sogar die wenigen bekannten Nebenwirkungen als schwächer herausgestellt als bislang angenommen – im Gegenteil: einige vermutete Nachteile haben sich als unerwartete Vorzüge entpuppt.

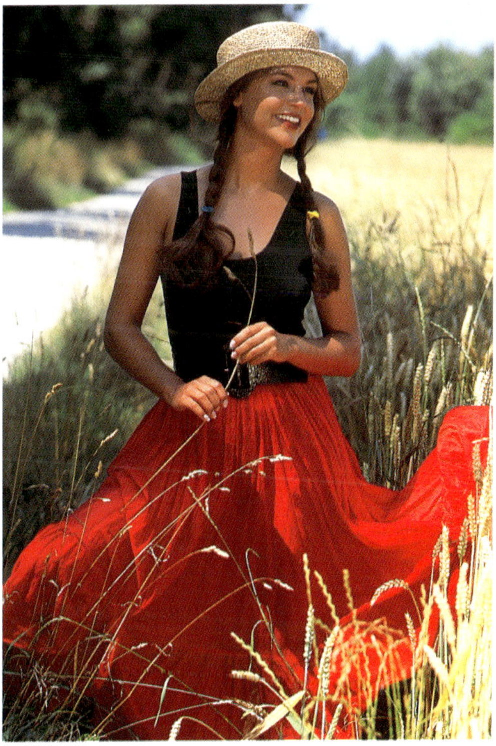

Lichtempfindlichkeit (Phototoxizität)

Beobachtungen bei Tieren

Seit langer Zeit ist bekannt, daß hellhäutige Weidetiere, die Johanniskraut gefressen haben, unter Sonneneinwirkung schwerwiegende Hautprobleme entwickeln. In einigen Fällen kam es auch zu einem Anstieg der Atem- und Pulsfrequenz sowie zu einer Erhöhung der Körpertemperatur – und schließlich sogar zum Tod der Tiere.

Diese zufälligen Beobachtungen wurden in grausamen und wissenschaftlich nutzlosen Tierver-

suchen bestätigt. Der Schluß liegt nahe, daß Hypericin (Seite 13) zusammen mit verstärkter Sonneneinstrahlung auch für Menschen gefährlich werden kann. Auf den Beipackzetteln der meisten pharmazeutischen Johanniskrautpräparate wird daher auch vor ausgedehnten Sonnenbädern während der Einnahme gewarnt.
Genauere Untersuchungen in den letzten Jahren zeigten jedoch, daß erst bei der Einnahme von großen Mengen Hypericin (zusammen mit Sonnenlicht) Hautprobleme beim Menschen auftreten. Die Werte liegen beim 30fachen der üblichen therapeutischen Dosis, so daß man heute davon ausgehen kann, daß Johanniskraut beim Menschen in der Praxis nicht phototoxisch wirkt.

Bitte beachten Sie

Bitte bedenken Sie aber, daß zuviel Sonnenstrahlung ohnehin schädlich ist – sehr hellhäutige Menschen sollten daher bei einer intensiven Johanniskraut-Kur die üblichen Vorsichtsmaßnahmen (nur kurze Sonnenbäder, Einsatz von Sonnenschutzmitteln) besonders beherzigen.

Wechselwirkungen

Auch wenn manche Medikamente für sich genommen unbedenklich sind, gibt es oft unangenehme Wechselwirkungen mit anderen Mitteln. Teils werden Wirkungen verstärkt, teilweise heben sie sich gegenseitig auf, und mitunter entstehen durch das Zusammentreffen zweier Stoffe sogar Gifte.
Hier hat Johanniskraut einen deutlichen Vorteil aufzuweisen: Bislang sind keine Wechselwirkungen mit anderen Medikamenten bekanntgeworden. Da Alkohol oft besonders negative Folgen zusammen mit Stoffen aufweist, die auf die Psyche einwirken, wurde der gegenseitige Einfluß von Johanniskraut und Alkohol eigens klinisch untersucht – auch hier fanden die Forscher keinerlei negative Wechselwirkungen.

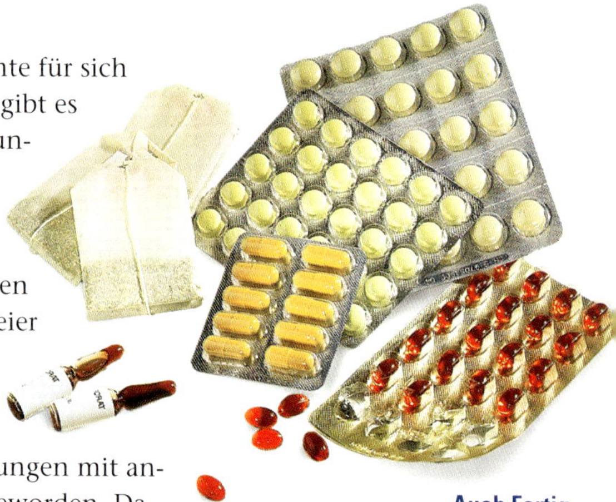

Auch Fertigpräparate sind meist gut verträglich.

Allergien

Prinzipiell kann das Immunsystem unter bestimmten Umständen auf beinahe jede Substanz allergisch reagieren. Dennoch sind einige Stoffe bekanntermaßen eher geeignet, allergieauslösend zu wirken. Besonders häufig ist der Heuschnupfen, der von Pollen, Tierhaaren oder Hausstaubmilben ausgelöst wird.

Allergische Reaktionen sind selten

In der Tat gibt es auch Menschen, die auf Johanniskraut allergisch reagieren. In einer klinischen Untersuchung berichteten jedoch lediglich 0,4 % der Patienten über allergische Erscheinungen, vorwiegend allergische Hautreaktionen. Damit ist das Allergierisiko von Johanniskraut als sehr gering zu bezeichnen.

Um sicherzugehen, sollten Sie vor einer mehrwöchigen Kur oder vor großflächigen äußerlichen Anwendungen einen »Testdurchgang« machen (Seite 36).

Mutagene Wirkungen

Ein Stoff wird als »mutagen« bezeichnet, wenn er das genetische Material in Körperzellen verändert. Besitzt eine Substanz ein hohes mutagenes Potential, so bedeutet das meist, daß sie möglicherweise Krebs auslösen kann. Ende der 80er Jahre berichteten Forscher über die mutagenen Wirkungen von Quercetin, einem der Wirkstoffe des Johanniskrauts (Seite 16).

Die Dosis ist entscheidend

Diese Entdeckung wurde allerdings bald relativiert: Bei der geringen Menge, die selbst im Rahmen einer intensiven Johanniskraut-Kur aufgenommen wird, stellt Quercetin keine gesundheitliche Gefährdung dar – die Dosis an quercetinähnlichen Substanzen, die täglich mit der Nahrung (Obst, Gemüse) aufgenommen werden, ist weitaus höher.

Jüngste Forschungen werfen wiederum ein neues Licht auf die mutagenen Wirkungen des Johanniskrauts – die Wirkung scheint nämlich selektiv zu sein und die Vermehrung von Krebszellen und Viren zu hemmen! Die vermutete geringe Gefahr würde sich damit im Gegenteil als großer Nutzen erweisen.

Johanniskraut in der Apotheke

Johanniskraut ist auch für die Arzneimittelindustrie interessant geworden, da sich bei Patienten wie auch bei Ärzten immer mehr die Erkenntnis durchsetzt, daß sanfte Naturmedizin oft die bessere Alternative ist. Gerade in den letzten Jahren ist eine Reihe neuer Johanniskrautpräparate auf den Markt gekommen: Allein in Deutschland gibt es mittlerweile über 80 Präparate, die Johanniskraut als Wirkstoff enthalten.

In einer gutsortierten Heilkräutersammlung finden sich Mittel gegen vielerlei Beschwerden.

Fertigpräparate: pro und contra

Fertigpräparate zu kaufen, bringt einige Vorteile wie auch einige Nachteile im Vergleich zum Selbstanbau.
Der offensichtlichste Vorteil von Fertigpräparaten ist natürlich die Zeitersparnis. Johanniskraut im eigenen Garten zu ziehen, zu pflegen, zu ernten und zu verarbeiten ist selbstverständlich zeitaufwendiger, als ein fertiges Johanniskrautmittel in der Apotheke um die Ecke zu kaufen.

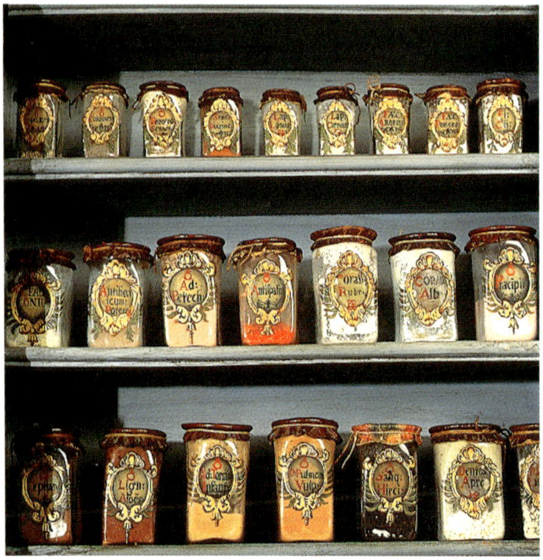

Fertigpräparate haben aber noch einen weiteren Vorteil: Sie sind meist standardisiert (Ausnahmen sind naturreine Preßsäfte, Öle, Tees und Pulver). Standardisiert bedeutet in diesem Fall, daß die Menge an Wirkstoffen in einem bestimmten Präparat gleichbleibend ist. Der Wirkstoffgehalt muß auch auf der Verpackung angegeben sein. Erst dadurch ist es möglich, auch die tägliche Dosis gleichbleibend zu erhalten.

Standardisierter Wirkstoffgehalt

Zweifelhafte Zusammensetzungen

Natürliche Konzentrationschwankungen

In jeder Johanniskrautpflanze sind natürlicherweise unterschiedliche Konzentrationen der verschiedenen Wirkstoffe vorhanden: Bodenqualität, Standort, Sonneneinstrahlung, Temperatur und Niederschlagsmenge beeinflussen ja das Wachstum jeder einzelnen Pflanze. Allerdings sind die standardisierten Johanniskrautpräparate nicht auf alle Inhaltsstoffe standardisiert, sondern lediglich auf die Leitsubstanz Hypericin – welche Mengen an den anderen wichtigen Wirkstoffen des Johanniskrauts ein Präparat enthält, ist offen. Und es bleibt festzuhalten, daß ein standardisiertes Mittel eben nicht die gleiche Zusammensetzung hat wie der Naturstoff.
Ein weiterer Nachteil von Fertigpräparaten ist, daß sie oft unnötige Farb- und Zusatzstoffe enthalten. Auch Kombinationen mit anderen Heilmitteln sind nicht immer sinnvoll (Seite 24).

Qualität und Einkaufstips

Es gibt eine Vielzahl von Fertigpräparaten, und jedes Jahr kommen neue auf den Markt. Sie können wählen zwischen Kapseln, Dragees, Filmtabletten oder Tropfen sowie Öl, Preßsaft, Lösung oder Tee. Welche Darreichungsform die geeignete ist, hängt vor allem von der Art Ihrer Beschwerden ab (Seite 18 und 37). Bevor Sie ein Johanniskrautpräparat kaufen, sollten Sie einen Blick auf den Beipackzettel werfen. Dort können Sie sehen, wie hoch der Wirkstoffgehalt ist und welche anderen Stoffe es neben Johanniskrautextrakt enthält.

Bitte beachten Sie den Beipackzettel

- *Wirkstoffgehalt:* Wichtig ist der Hypericingehalt des Mittels, er liegt etwa zwischen 50 und 900 µg pro Dragee. Sicherlich ist ein hoher Hypericingehalt ein Hinweis auf die Qualität des im Präparat enthaltenen Johanniskrautextraktes. Allerdings läßt sich das Mittel leichter dosieren, wenn der Hypericingehalt nicht zu hoch ist (Kasten Seite 25). Ein höherer Wirkstoffgehalt bedeutet also nicht unbedingt, daß das Mittel besser ist!
- *Zusatzstoffe:* Farb- oder Geschmacksstoffe sind therapeutisch völlig sinnlos, können aber die Wirksamkeit des Johanniskrautextraktes herabsetzen.

● *Kombinationspräparate:* Die Unsitte von Pharmafirmen, ihr Präparat von der Konkurrenz abzuheben, indem sie es mit anderen Stoffen kombinieren, greift leider immer weiter um sich. Diese Kombinationen beruhen selten auf Erfahrung und erscheinen oft wenig sinnvoll. Bei mehr als drei kombinierten Stoffen ist prinzipiell Vorsicht geboten – auch dann, wenn die einzelnen Inhaltsstoffe für sich genommen bekanntermaßen heilsam sind.

Sinnvolle Ergänzungen: Baldrian und Kava-Kava

Es gibt jedoch auch Ausnahmen: Insbesondere die Kombination von Johanniskraut mit der Wurzel Kava-Kava, die angstlösend wirkt, (zum Beispiel das Präparat Hewepsychon duo) oder mit beruhigendem und schlafförderndem Baldrian (zum Beispiel das Präparat Sedariston) sind durchaus empfehlenswert.

● *Pestizide und Düngemittel:* Bei einem Fertigpräparat weiß man nie mit letzter Sicherheit, ob die Pflanzen wirklich ohne chemische Düngemittel und Pestizide angebaut und verarbeitet wurden. Trotz Richtlinien und Kontrollen gibt es wahrscheinlich auch auf diesem Gebiet einige wenige schwarze Schafe. Wenn das Johanniskrautpräparat aus kontrolliert-biologischem Anbau stammt, können Sie aber in der Regel von einer einwandfreien Qualität der Ausgangsstoffe ausgehen.

Präparate aus kontrolliert-biologischem Anbau

● *Der Preis:* Für unsere Gesundheit sollte uns nichts zu teuer sein. Aber erstens verfügen die wenigsten von uns über unbegrenzte Geldmittel, und zweitens nutzen einige Firmen das Grundbedürfnis Gesundheit kräftig aus und bieten ihre Präparate zu ungerechtfertigt hohen Preisen an. Zu vergleichen ist sinnvoll – teuer heißt nicht besser! Die unterschiedlichen Wirkstoffgehalte erschweren allerdings den Vergleich.

Monopräparate enthalten viele Wirkstoffe

Die meisten Fertigpräparate sind sogenannte Monopräparate, das heißt, sie werden aus einer einzigen Pflanze gewonnen und enthalten als Heilmittel ausschließlich deren Wirkstoffe. Pflanzliche Monopräparate können jedoch im Gegensatz zu synthetischen Monopräparaten niemals nur einen Wirkstoff enthalten (Seite 23). Auch in standardisierten phytotherapeutischen Fertigarzneimitteln liegt ein komplexes organisches Gemisch aus vielen verschiedenen Stoffen vor. Welche Stoffe das im einzelnen sind, geht auch aus dem Beipackzettel des Medikamentes nicht hervor. Im Falle des

Die Wirksamkeit der Arznei

Johanniskrauts bedeutet das, daß der Hypericin-Gehalt, auf den die Fertigarzneimittel standardisiert sind (Seite 22), nicht alles über die Wirksamkeit des Medikamentes aussagt!
Die innerlich anzuwendenden Johanniskraut-Medikamente werden vor allem wegen der Wirkungen des Hypericin empfohlen, das heißt bei depressiven Verstimmungen und Nervosität.

Fertigpräparate richtig dosieren

Die auf den Beipackzetteln angeführten Dosierungen weichen bei den einzelnen Herstellern stark voneinander ab, und das nicht etwa allein aufgrund der unterschiedlichen Wirkstoffkonzentrationen. Die empfohlene Tagesdosis Hypericin schwankt beträchtlich: Zum Beispiel von 6 Kapseln á 50 µg, also 300 µg Gesamthypericin (Hyperforat), bis zu 3 Dragees á 900 µg, also 2700 µg Gesamthypericin (Jarsin 300).
Erfahrungsgemäß ist eine Dosis von 1 bis 2 mg (1000 bis 2000 µg) Gesamthypericin notwendig und ausreichend, damit sich die antidepressiven Wirkungen des Hypericins voll entfalten können. Auch wenn bei stärkerer Dosierung keine Nebenwirkungen (Seite 19) zu erwarten sind, sollten Sie eine Menge von 2 mg Gesamthypericin vorsichtshalber nicht überschreiten. Befragen Sie im Zweifelsfall Ihren Arzt oder Apotheker.

Johanniskraut sammeln, anbauen und zubereiten

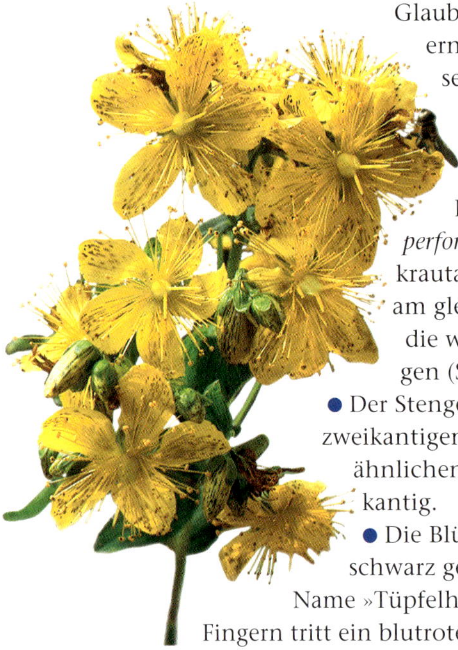

Wenn Sie wildwachsendes Johanniskraut sammeln wollen, ist die beste Zeit dafür Mitte Juni bis Ende August. Nach einem alten Glauben soll das am Johannistag (24. Juni) geerntete Johanniskraut am heilkräftigsten sein. Kräuter im allgemeinen, so auch das Johanniskraut, werden am besten nach Sonnenuntergang geerntet – besonders günstig sollen Vollmondnächte sein.

Da das Echte Johanniskraut *(Hypericum perforatum L.)* leicht mit anderen Johanniskrautarten verwechselt werden kann, die oft am gleichen Standort wachsen, sollten Sie sich die wichtigsten Erkennungsmerkmale einprägen (Seite 12):

- Der Stengel: Nur das Echte Johanniskraut hat einen zweikantigen Stengel. Der Stengel des ansonsten recht ähnlichen *Hypericum macculatum* ist dagegen vierkantig.
- Die Blüten: Die Blüten sind charakteristisch schwarz getüpfelt; daher auch der volkstümliche Name »Tüpfelhartheu«. Beim Zerreiben zwischen den Fingern tritt ein blutroter Saft aus.

Auffallend sind die getüpfelten, goldorangen Blüten.

Anpflanzen im eigenen Garten

Gut geeignet: ein sonniger, trockener Platz

Weil das Johanniskraut ziemlich anspruchslos ist, läßt es sich leicht im eigenen Garten ziehen. Fast jeder Boden eignet sich für den Anbau. Am besten gedeiht es an einem sonnigen und trockenen Standort. Ein guter Nachbar für das Johanniskraut ist die Wermutpflanze, sie läßt das Johanniskraut besser gedeihen und verhindert, daß es von Johannisbeerrost befallen wird. Johanniskrautpflanzen können Sie in Gärtnereien kaufen. Da Sie aus der Pflanze Heilmittel

herstellen wollen, sollte das Kraut frei von chemischen Belastungen sein. Fragen Sie im Zweifelsfall nach, ob der Gärtner chemische Düngemittel eingesetzt hat.
Vielleicht möchten Sie Johanniskraut lieber aus den Samen ziehen, die Sie im Gartenhandel bekommen. Die Aufzucht aus den Samen bedarf mehrerer Monate Zeit, Geduld und eines »grünen Daumens«. Beachten Sie bei der Aufzucht folgende Punkte:

Die Aufzucht aus Samen

- Die beste Zeit für die Aussaat ist Ende März.
- Legen Sie die Samen vor dem Einsetzen für etwa 10 Minuten in Wasser ein.
- Setzen Sie die Samen in humusgefüllte Schalen, stellen Sie sie an einen warmen und hellen Platz, und gießen Sie die Schalen zweimal wöchentlich.
- Wenn die Sämlinge keimen, wählen Sie die kräftigsten aus und setzen sie in Ihren Garten. Der Abstand zwischen den Setzlingen sollte mindestens 45 Zentimeter betragen.

Heilmittel selbst herstellen

Wenn Sie Johanniskraut im eigenen Garten anbauen, ernten Sie es am besten dann, wenn es in voller Blüte steht, denn dann ist die Konzentration der Wirkstoffe in der Pflanze am höchsten.

Präparate aus Blüten und Blättern

Sie können alle oberirdisch wachsenden Teile der Pflanze nutzen und zur Herstellung von Öl, Tinktur, Elixier, Pulver oder Tee verwenden. Falls Sie ausreichende Mengen an Johanniskraut zur Verfügung haben, empfehlen wir Ihnen jedoch, nur Blüten und Blätter zu sammeln. Aus diesen können Sie die verschiedenen Johanniskrautpräparate herstellen. Alle nötigen Utensilien bekommen Sie in Apotheken.

Lagerung und Haltbarkeitsdauer

Sämtliche selbsthergestellten Präparate bewahren Sie am besten in luftdicht schließenden Gefäßen an einem dunklen, kühlen und trockenen Platz auf. Dann halten sich die Öle, die Tinktur und das Elixier etwa 6 Monate, das getrocknete Kraut sowie Pulver und Tee etwa 3 bis 6 Monate.

Öle

Sie können zwei unterschiedlich wirkende Johanniskrautöle – eines aus den Blüten und eines aus den Blättern – herstellen. Das Blütenöl ist vorwiegend für rheumatische Erkrankungen bestimmt, während das Blattöl besonders gut bei Verletzungen der Haut wirkt. Wenn Sie nur ein Öl herstellen wollen, folgen Sie bitte den Anweisungen zur Zubereitung des Blütenöls.

Zwei verschiedene Johanniskrautöle

Die Herstellung von Blütenöl

Geben Sie 150 Gramm von den gesammelten frischen Blüten in einen Mörser und zerreiben Sie sie grob. Die zerkleinerten Blüten und den ausgetretenen Saft geben Sie in eine durchsichtige Glasflasche und füllen sie mit 1/2 Liter kaltgepreßtem Olivenöl auf. Farbige Gläser schlucken einen Teil des Sonnenlichts, das für die Aktivierung des Hypericins notwendig ist.

Sie verschließen nun die Flasche luftdicht und schütteln sie kräftig durch. Das Öl benötigt mindestens einen, besser zwei Monate zum »Reifen« – erst dann sind die Wirkstoffe in hoher Konzentration im Öl gelöst. Während dieser Zeit sollte das Öl möglichst lange dem Sonnenlicht ausgesetzt sein. Stellen Sie die Flasche also an eine sonnenbeschienene Stelle, am besten außerhalb des Hauses, denn auch dicke Fensterscheiben schlucken bestimmte Teile des Sonnenlichts. Schütteln Sie die Flasche immer wieder einmal kräftig, damit sich die Blütenteile verteilen und das Öl die Wirkstoffe besser aufnehmen kann.

Wenn es sich rot gefärbt hat, ist das Öl »reif«. Jetzt müssen Sie es nur noch durch ein Leintuch filtern (nicht vergessen, die Blütenreste gut auszupressen!) und das fertige Blütenöl in kleinere Fläschchen, am besten aus braunem Glas, abfüllen.

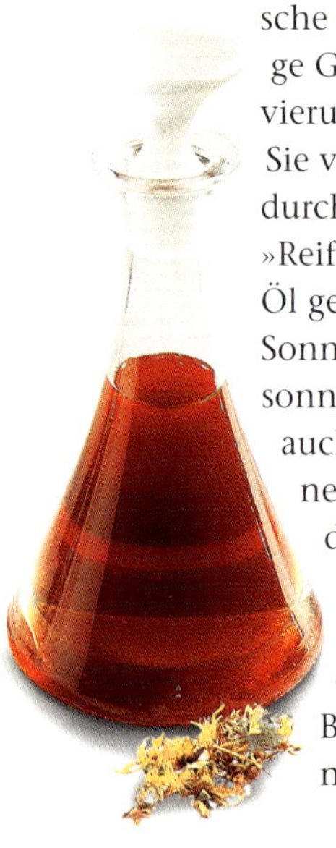

Das reife Blütenöl ist blutrot gefärbt.

Die Herstellung von Blattöl

Für die keimtötenden und wundheilenden Eigenschaften des Johanniskrauts ist zum Großteil der Wirkstoff Hyperforin verantwortlich. Da Hyperforin unter starker Lichteinstrahlung zerfällt, müssen Sie ein Öl, das der Behandlung von Verletzungen dienen soll, etwas anders herstellen.

▶ Sie gehen bei der Zubereitung genauso vor wie beim Blütenöl – mit einer Ausnahme: Sie verwenden bereits während der Reifung eine dunkel gefärbte Glasflasche und lagern sie an einem dunklen, nicht zu warmen Ort. Vergessen Sie nicht, das Öl mindestens einmal täglich kräftig durchzuschütteln.
Das Blattöl sollte ebenfalls ein bis zwei Monate reifen, Sie brauchen es aber nicht in eine andere Flasche zu filtern.

Tinktur

Ein alkoholischer Auszug

Die Tinktur ist ein alkoholischer Auszug aus frischem Johanniskraut. Sie kann äußerlich zur Hautpflege sowie innerlich zur Behandlung von Verdauungsbeschwerden und Unruhe verwendet werden.
▶ Sie benötigen 100 ml 70prozentigen Alkohol und 25 Gramm frisches Johanniskraut (Blüten und Blätter; am besten im Verhältnis 2:1). Zerreiben Sie das Kraut im Mörser, und füllen Sie es zusammen mit dem Alkohol in eine luftdicht schließende, durchsichtige Glasflasche. Die Flasche stellen Sie für ein bis zwei Wochen an einen hellen Ort und schütteln sie mehrmals täglich kräftig durch. Dann filtern Sie die festen Bestandteile ab und füllen die Tinktur in ein dunkles, absolut luftdicht schließendes Fläschchen.

Elixier

Aus frischen Blüten

Das Elixier ist ein alkoholischer Auszug aus Johanniskrautblüten. Es ist ausschließlich zum Einnehmen bestimmt. Johanniskraut-Elixier wirkt allgemein harmonisierend auf Körper und Seele, es stärkt Nerven, Herz und Kreislauf, beruhigt bei Nervosität, hilft bei Ängsten und depressiven Verstimmungen und verbessert die Funktion des Immunsystems.
▶ Sie benötigen 30 Gramm frische Johanniskrautblüten, 50 ml guten Cognac oder Whiskey sowie 50 ml guten Rotwein. Die ganzen Blüten geben Sie mit

Die Inhalation mit Johanniskraut

Erhitzen Sie 1/2 l Wasser. Geben Sie dann 2 EL Johanniskraut-Elixier und etwas Meersalz hinzu, und atmen Sie die aufsteigenden Dämpfe einige Minuten lang ein. Sie können die Wirkung verstärken, indem Sie den Kopf dabei mit einem großen Handtuch abdecken.

dem Alkohol in eine durchsichtige Glasflasche, die Sie zwei Wochen lang an einen hellen Ort stellen und mehrmals täglich kräftig durchschütteln. Dann geben Sie den Rotwein hinzu und setzen die Mischung eine weitere Woche der Sonne aus. Schließlich füllen Sie das fertige Elixier (mitsamt den Blüten) in ein dunkles, luftdichtes Fläschchen um.

Getrocknetes Johanniskraut

Beim Trocknen von Kräutern müssen Sie umsichtig vorgehen, damit die Pflanzen nicht faulen und die Wirkstoffe möglichst erhalten bleiben.

Zur Herstellung von Tee und Pulver

▶ Schneiden Sie die Kräuter, die Sie zum Trocknen verwenden wollen, fünf Zentimeter über dem Boden mit einem scharfen Messer oder einer scharfen Schere ab, und achten Sie darauf, möglichst keine Blätter zu knicken oder abzureißen. Zum Trocknen hängen Sie die Pflanzen anschließend einzeln und kopfüber auf. Der Trockenraum sollte dunkel und gut belüftet sein und eine Temperatur von etwa 30 °C aufweisen (zum Beispiel der Heizungskeller oder der Speicher). Wenn die Blätter sich nicht mehr biegen lassen, sondern brechen, ist die Trocknung vollendet – das wird etwa eine Woche dauern.

Wenn Sie das getrocknete Johanniskraut möglichst unzerkleinert in dunklen, luftdicht schließenden Glasgefäßen aufbewahren, werden sich die heilkräftigen Wirkstoffe über lange Zeit halten.

Pulver

Am wirksamsten frisch zerrieben

Das Pulver ist denkbar einfach herzustellen: Sie zerreiben lediglich das getrocknete Kraut. Es ist jedoch wichtig, das Pulver immer erst direkt vor der Anwendung zu gewinnen, weil es seine Wirksamkeit sehr schnell verliert.

Das Pulver muß mit viel Flüssigkeit eingenommen werden, da es ziemlich unangenehm schmeckt und nicht leicht zu schlucken ist. Seine Wirksamkeit für die Krebsvorbeugung und als Antidepressivum macht es jedoch zu einem wertvollen Heilmittel.

Wenn Sie das Pulver nicht schlucken mögen, können Sie auf Johanniskrautpulver-Kapseln ausweichen, die Sie in der Apotheke bekommen.

Tees

Hoher Gerbstoffgehalt

Johanniskraut-Tee ist nicht einfach Johanniskraut in heißem Wasser. Beim Erhitzen verändern sich nämlich bestimmte Inhaltsstoffe so, daß die Wirksamkeit bei einigen Beschwerden verstärkt wird – beispielsweise finden sich im Tee besonders viele Gerbstoffe.
Die Eigenschaften des Johanniskraut-Tees hängen vor allem davon ab, wie lange er zieht. Ein 8-Minuten-Tee wirkt anders als ein 12-Minuten-Tee (siehe Kasten). Prinzipiell sollten Sie nicht mehr als drei Tassen täglich trinken.

Die Zubereitung der Johanniskraut-Tees

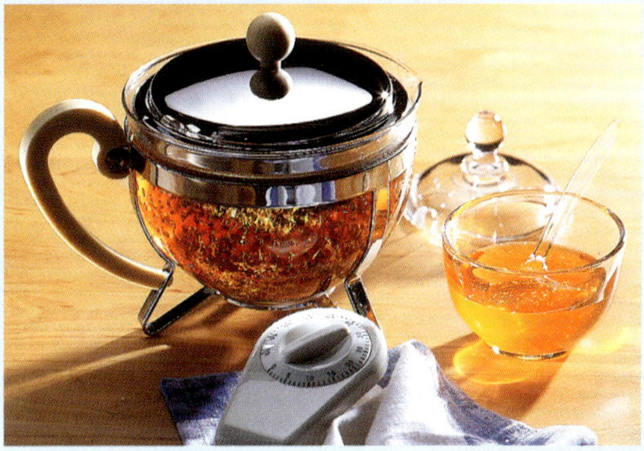

Das Grundrezept ist immer das gleiche: Sie bringen 1/2 Liter Wasser zum Kochen, geben 6 TL getrocknetes Johanniskraut hinzu und lassen den Tee dann einige Minuten ziehen.

- *Beruhigungstee:* Dieser Tee braucht 8 Minuten, bis er fertig ist. Geben Sie 2 TL guten Waldhonig pro Tasse hinzu – Honig macht den Tee nicht nur viel schmackhafter, sondern ist ebenfalls ein wertvolles Naturheilmittel. Der Beruhigungstee ist vor allem bei allen Formen psychischer Beschwerden eine große Hilfe.
- *Verdauungstee:* Der Verdauungstee sollte 10 Minuten lang ziehen. Geben Sie in der letzten Minute noch eine Prise frischgemahlenen Pfeffer hinzu – das Gewürz wirkt ebenfalls positiv auf die Verdauung. Bei der geringen Dosis besteht auch nicht die Gefahr, daß das im Pfeffer enthaltene Piperin den Magen reizt.
- *Herztee:* Für die Wirkung auf das Herz sind vor allem die im Johanniskraut enthaltenen Gerbstoffe verantwortlich. Da der Gerbstoffgehalt steigt, wenn der Tee länger zieht, lassen Sie das Johanniskraut 12 Minuten lang (aber nicht länger!) im Wasser. Auch diesen Tee können Sie mit Honig geschmacklich verbessern.

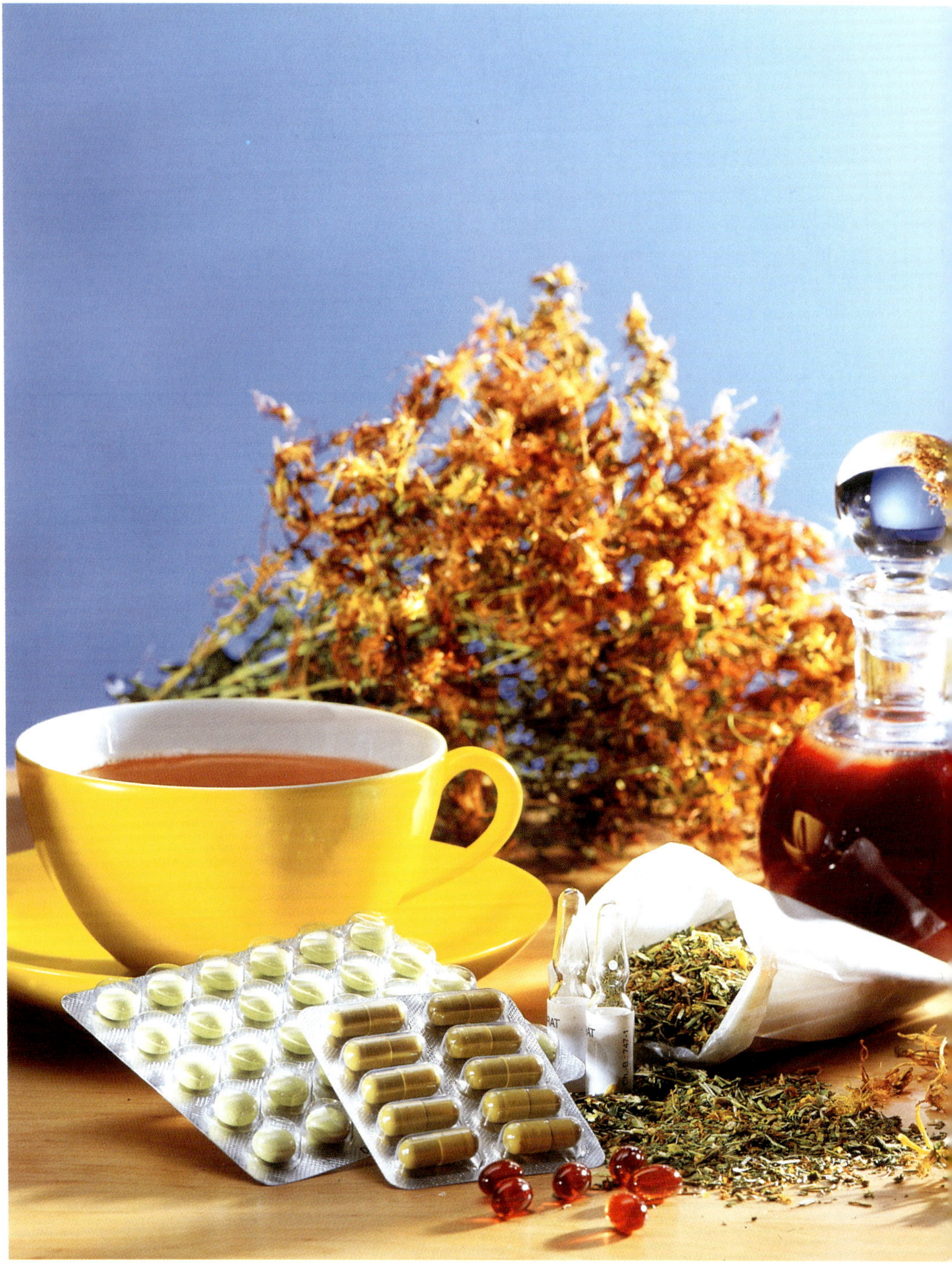

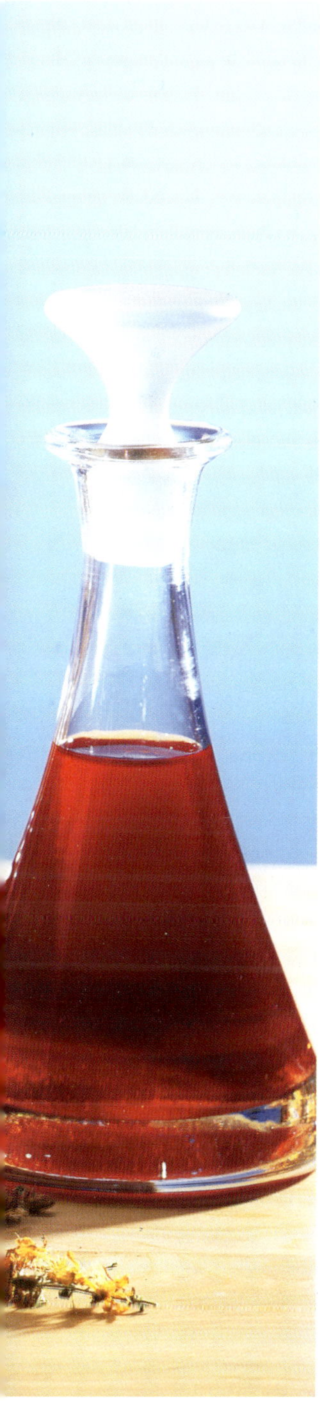

Balsam für Körper und Seele

Die Stärke vieler alternativer Heilmethoden und vieler Naturheilmittel liegt darin, daß sie ganzheitlich wirken, also den Menschen als Einheit von Körper, Seele und Geist beeinflussen.
Zu Ihrer besseren Orientierung unterscheiden wir hier dennoch zwischen körperlichen und seelischen Leiden. Unabhängig davon, auf welcher Ebene Sie Ihre Beschwerden vor allem wahrnehmen, wirkt Johanniskraut aber immer auf Körper und Seele und lindert daher nicht nur Symptome, sondern dringt zu den Wurzeln der Beschwerden vor.
Dieses Kapitel beschreibt die Symptome und möglichen Ursachen bestimmter Erkrankungen. Es erklärt, wie Sie Johanniskraut sinnvoll einsetzen können, was Sie darüber hinaus selbst tun können und zeigt die Grenzen der Selbstbehandlung auf.

Die Selbstbehandlung

Möglichkeiten und Grenzen der Selbstbehandlung

So wunderbar Johanniskraut auch ist – es ist kein Wundermittel und kein Allheilmittel gegen jede Krankheit. Es ist allerdings ein hervorragendes Mittel für die Selbstbehandlung einer Vielzahl von Beschwerden. Viele kleinere, alltägliche Unannehmlichkeiten können Sie mit dem Hausmittel Johanniskraut in den Griff bekommen und sich die Belastung durch Chemikalien und deren Nebenwirkungen ersparen; aber auch bei ernsteren Krankheiten ist Johanniskraut häufig eine sinnvolle Ergänzung einer schulmedizinischen Therapie – nicht zuletzt aufgrund seiner ganzheitlichen Wirkung.

Bitte beachten Sie

Johanniskraut ist nahezu frei von Nebenwirkungen und kann kaum überdosiert werden (Seite 25). Dennoch sollten Sie sich bei der Selbstbehandlung an einige Regeln halten:

Die Diagnose ist wichtig

- Vor der Heilung steht die richtige Diagnose. Gesundheit ist der natürliche Zustand: Wenn dieses komplizierte System aus dem Gleichgewicht gerät, ist nicht ohne weiteres klar, wie es dazu kam. Deshalb sollten Sie zunächst immer einen Arzt aufsuchen, der in der Regel die Ursachen besser aufspüren kann, als Sie es selbst können.
- Manchmal sind starke Medikamente sinnvoll. Wenn unsere Gesundheit zu sehr aus ihrem

Art und Dauer der Einnahme

Sofern nichts Spezielles zur Einnahme vermerkt ist, können Sie die Präparate nach Belieben vor, nach oder zu den Mahlzeiten einnehmen. Wenn bei einer Beschwerde mehrere Johanniskraut-Mittel genannt sind, können Sie sie gleichzeitig anwenden, solange Sie sich dabei wohl fühlen.
Soweit nichts anderes angegeben ist, sollten Sie die Johanniskraut-Behandlungen bei akuten Beschwerden bis zur Besserung durchführen, also normalerweise nicht länger als 2 bis 6 Wochen. Bei chronischen Erkrankungen empfehlen wir, jeden Monat 1 Woche lang zu behandeln oder die Johanniskraut-Kur (Seite 76) durchzuführen.

natürlichen Gleichgewicht gekommen ist, sind mitunter starke Impulse nötig, um bedrohliche Zustände abzufangen. Um ein einfaches Beispiel anzuführen: Bei einer akuten Blinddarmentzündung sind Operation und Antibiotikabehandlung lebensrettend. Sie bekämpfen zwar nicht die Wurzel der Erkrankung, doch dafür steht nicht genug Zeit zur Verfügung, wenn das Problem so weit fortgeschritten ist.

Mit Geduld und Sorgfalt behandeln

- Die ganzheitliche Wirkung von Naturheilmitteln bringt es mit sich, daß sie meist längere Zeit benötigen, um wieder Harmonie in das System Körper-Seele-Geist zu bringen. Einerseits sollten Sie daher nicht die Geduld verlieren, andererseits aber auch nicht die empfohlene Dosis willkürlich erhöhen.
Auch sollten Sie eine Krankheit, deren Ursache ungeklärt ist, nie verschleppen, sondern rechtzeitig einen Arzt zu Rate ziehen.

Sich selbst beobachten

- Hören Sie auf die Signale Ihres Körpers. Wenn es Ihnen so vorkommt, als würde Ihnen ein Naturheilmittel oder eine alternative Heilmethode nicht guttun, ist das meist tatsächlich so. Ein Handeln gegen die eigene Intuition ist fast immer schädlich!
- Entspannungsmethoden: Auf den folgenden Seiten werden – bei körperlichen wie psychischen Beschwerden – oft Qi Gong, Tai Ji, Yoga, Autogenes Training oder Meditation empfohlen. Diese Methoden sind

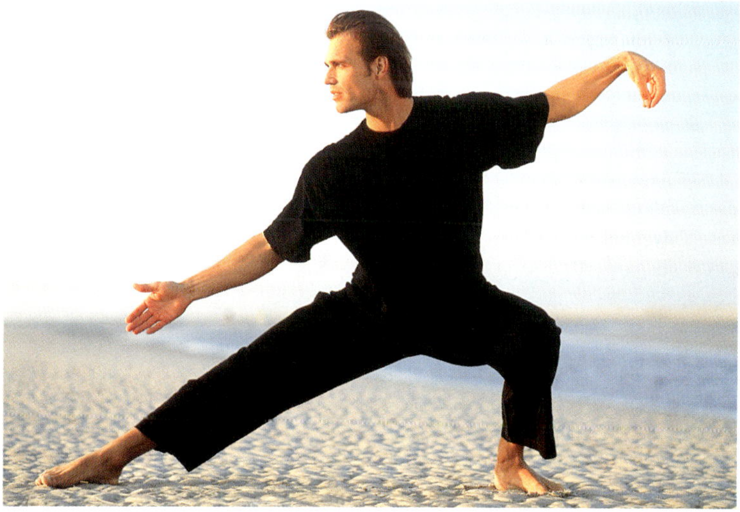

Entspannungsmethoden wie Tai Ji helfen, das seelische Gleichgewicht wiederzufinden.

Die Selbstbehandlung

häufig sinnvoll, sie helfen bei der Entspannung und beim Abbau von Streß. Alle empfohlenen Techniken kann man in Volkshochschulkursen erlernen. Darüber hinaus können Sie sich in den auf Seite 93 genannten Büchern informieren.

Streß abbauen

Was Allergiker beachten sollten

In seltenen Fällen (weniger als 1 %) reagieren Menschen auf Johanniskraut allergisch. Bevor Sie Johanniskrautpräparate großflächig auf die Haut bringen oder hochdosiert einnehmen (zum Beispiel während einer Johanniskrautkur, Seite 76) sollten Sie einen Allergietest vornehmen:

▶ Tragen Sie einige Tropfen der Tinktur, des Elixiers oder Öls an einer relativ unempfindlichen Stelle auf die Haut auf – beispielsweise am Unterarm oder am Unterschenkel.
Falls danach Hauterscheinungen wie Rötungen, Bläschen oder Juckreiz auftreten, müssen Sie auf jede innerliche oder äußerliche Anwendung von Johanniskraut verzichten.

Machen Sie einen Testdurchgang

Hinweise zu den Heilmitteln

Die empfohlenen Anwendungen beziehen sich auf selbsthergestellte Johanniskraut-Präparate (Seite 27). Wenn Sie Johanniskraut nicht selbst anbauen oder sammeln, können Sie jedoch in der Regel auch auf Fertigpräparate zurückgreifen (Seite 23):

- *Tee:* Johanniskraut-Tees gibt es in den meisten Apotheken und Drogerien als Teebeutel oder lose abgepackt zu kaufen.
- *Pulver:* Da das Pulver für manche Menschen nicht leicht zu schlucken ist, sind Kapseln aus Johanniskrautpulver eine durchaus sinnvolle Alternative.
- *Johanniskrautöl:* Fertiges (Blüten-)Öl erhalten Sie in der Apotheke. Johanniskraut-Blattöl gibt es bislang nicht als Fertigpräparat; Sie können als Ersatz jedoch ohne weiteres das Blütenöl oder Pflanzenpreßsaft verwenden – auch für äußerliche Anwendungen.
- *Elixier:* Sie können das Elixier auch mit Johanniskrautöl aus der Apotheke herstellen. Dazu vermischen Sie 1 TL Johanniskrautöl mit 2 TL Whiskey und 2 TL Rotwein. Lassen Sie die Mischung eine Woche lang »reifen«.
- *Johanniskraut-Tinktur:* Anstatt die Tinktur selbst herzustellen, können Sie auch eine Johanniskraut-Lösung in der Apotheke kaufen.

Johanniskraut bei Beschwerden

Johanniskraut ist bei erstaunlich vielen Erkrankungen hilfreich – um Ihnen die Orientierung zu erleichtern, haben wir die Beschwerden nach den Organsystemen geordnet.

Atmung

Der Mensch kann einige Wochen leben, ohne zu essen, einige Tage, ohne zu trinken, aber nur wenige Minuten, ohne zu atmen. Über die Atmung nimmt der Körper den Sauerstoff auf, der für die Energiegewinnung nötig ist. Alle Organe, insbesondere aber das Gehirn, benötigen ständig Sauerstoff. Schon eine leichte Sauerstoffunterversorgung durch eine flache, nervöse Atmung, durch Erkrankungen der Atmungsorgane oder Asthma wirkt sich negativ auf das Allgemeinbefinden aus. Alle inneren Organe können ihre Funktion nicht mehr optimal erfüllen, es kommt zu Müdigkeit, Abgespanntheit, einem Verlust der Lebensfreude, zu Konzentrations- und Gedächtnisschwäche, das Immunsystem wird geschwächt. Eine eingeschränkte Atmung kann sich auch auf die äußere Erscheinung und die Ausstrahlung auswirken.

Eine behinderte Atmung verringert die »Lebensenergie«

Auf seelischer Ebene wird die Atmung mit der Fähigkeit verknüpft, mit der Außenwelt zu kommunizieren: Eine flache oder behinderte Atmung kann daher auch ein Signal des Unterbewußtseins sein, sich der Außenwelt mehr zu öffnen, sie in sich hineinzulassen und andererseits mehr von sich selbst nach außen dringen zu lassen.

Asthma

Bei Asthma steht das beängstigende und bedrohliche Gefühl der Atemnot im Vordergrund. Kinder und Jugendliche, aber auch alte Menschen leiden häufiger an Asthma. Da eine frühe Behandlung die Heilungschancen verbessert, sollte man schon bei den ersten Anzeichen von Asthma sofort den Arzt aufsuchen.

Frühzeitig zum Arzt

Neben allergischen Reaktionen kommen als asthmaauslösende Ursachen eine genetische Veranlagung, ein geschwächtes

Johanniskraut bei Beschwerden

Immunsystem, aber auch psychische Faktoren in Frage.

So hilft Johanniskraut

- *Elixier:* Nehmen Sie über den Tag verteilt 3mal 1 TL ein.
- *Blütenöl:* Geben Sie einige Tropfen Öl auf Zeige- und Mittelfinger, und reiben Sie es auf der Brust (etwas unterhalb der Schlüsselbeine) einige Minuten lang ein.
- *Inhalation:* Inhalieren Sie regelmäßig (Seite 29, aber nur 1 EL Elixier und Meersalz auf 1/2 l kochendes Wasser), allerdings nicht bei einem akuten Asthmaanfall. Brechen Sie auch sonst die Inhalation sofort ab, wenn Sie sich nicht wohl dabei fühlen.

Weitere Ratschläge

Stärken Sie Ihr Immunsystem, indem Sie sich viel an der frischen Luft bewegen und sich vitaminreich ernähren; besonders wichtig ist die ausreichende Zufuhr von Vitamin C (zum Beispiel in Zitronen und Orangen, Kiwi, Paprika, Broccoli). Auch Kneipp-Anwendungen (kalte Arm- und Beingüsse, Wechselduschen) können dazu beitragen, die Abwehrkräfte zu steigern.

Die Immunabwehr stärken

Mit Atem- und Entspannungsübungen, zum Beispiel der chinesischen Atemtherapie Qi Gong, können Sie Ihre psychische Verfassung harmonisieren und somit Asthmaanfällen vorbeugen (Seite 35).

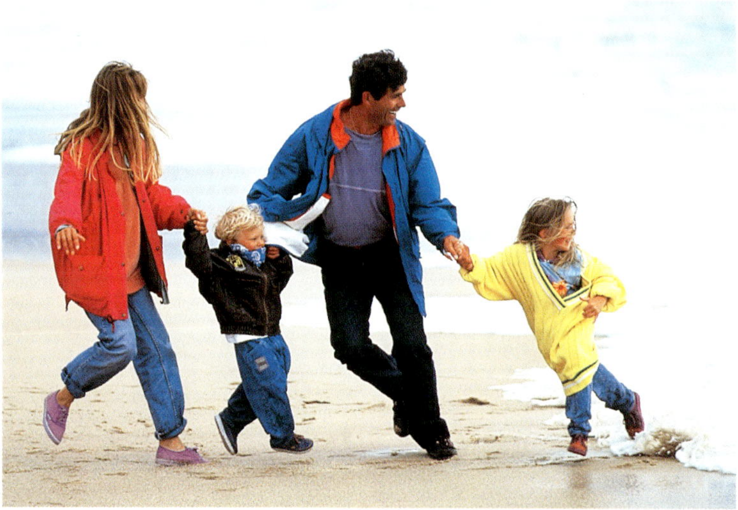

Bei Erkrankungen der Atemwege tut die saubere, salzhaltige Luft am Meer besonders gut.

Bronchitis

Chronische Bronchitis durch Rauchen und Luftverschmutzung

Neben dem Schnupfen gehört die Bronchitis zu den häufigsten Infektionen der Atemwege. Dabei ist die Bronchialschleimhaut (die Bronchien sind die Äste der Luftröhre, die zur Lunge führen) entzündet, meist aufgrund einer Erkältung. Symptome einer Bronchitis sind schmerzhafter Husten, leichtes Fieber, Brustschmerzen und trockene, rasselnde Geräusche beim Atmen.
Neben Viren und Bakterien sind das Rauchen und die zunehmende Luftverschmutzung für Bronchialerkrankungen verantwortlich.

So hilft Johanniskraut

- *Elixier:* Nehmen Sie morgens und abends 1 TL ein.
- *Inhalation* (Seite 29).

Weitere Ratschläge

Die Selbstheilung aktivieren

Sowohl bei chronischer als auch bei akuter Bronchitis sollten die Selbstheilungskräfte unterstützt werden, was natürlich auch heißt, auf das Rauchen zu verzichten. Eine vitaminreiche, leicht verdauliche Kost und viel Wärme (Schal, Bettwärme, Bestrahlung mit Infrarotlicht) unterstützen die Heilung.

Erkältung

Eine gewöhnliche Erkältung, die sich vor allem als Schnupfen äußert, wird meist durch Viren ausgelöst. Normalerweise klingt ein gewöhnlicher Schnupfen nach drei bis vier Tagen wieder ab, es sei denn, die Nasennebenhöhlen entzünden sich.

So hilft Johanniskraut

- *Elixier:* Nehmen Sie über den Tag verteilt 3mal 1 TL ein.
- *Herztee:* Trinken Sie morgens und abends 1 Tasse Tee, möglichst heiß und mit viel Honig (Seite 31).
- *Inhalation* (Seite 21).

Weitere Ratschläge

Achten Sie auf leichtverdauliche Kost

Während der Erkältung sollten Sie auf fettreiches, schwerverdauliches Essen verzichten.
Eine wirksame Vorbeugung sind regelmäßig durchgeführte kalte Waschungen (Seite 78), Saunagänge und eine ausreichende Versorgung mit Vitamin C.

Grippe

Die Grippe (Influenza) ist eine Infektionskrankheit, die durch Viren übertragen wird. Im Gegensatz zur gewöhnlichen Erkältung kann eine Grippe einen

Johanniskraut bei Beschwerden

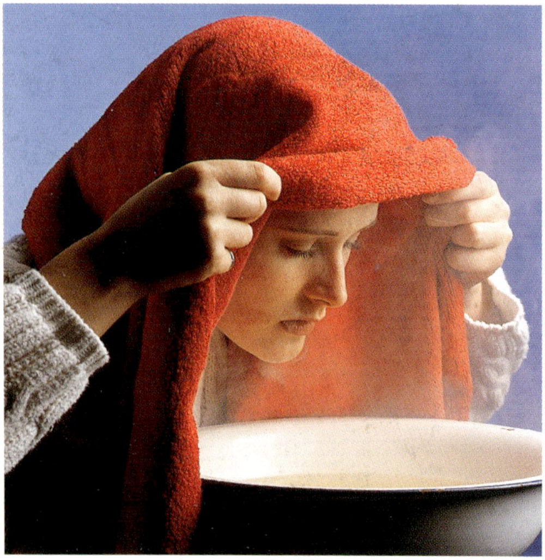

Ein Tuch über dem Kopf verstärkt die Wirkung der Inhalation.

ernsten Verlauf nehmen. Zu den typischen Symptomen zählen Gliederschmerzen, Kopfschmerzen, Abgeschlagenheit und Fieber. Darüber hinaus kann es zu Kreislaufschwäche, Benommenheit, Durchfall, Erbrechen und Halsschmerzen kommen.
Insbesondere bei Kindern, alten und geschwächten Menschen sollte immer ein Arzt hinzugezogen werden.

So hilft Johanniskraut

- *Elixier:* Nehmen Sie über den Tag verteilt 3mal 1 TL ein.
- *Herztee:* Trinken Sie morgens und abends 1 Tasse Tee mit Honig (Seite 31).
- *Inhalation* (Seite 29).

Weitere Ratschläge

Sie sollten strenge Bettruhe einhalten und mindestens 2 l Flüssigkeit täglich trinken. Eine leichte und vitaminreiche Kost fördert die Heilung – aber zwingen Sie sich zu nichts, und hören Sie auf Ihren Körper.

Möglichst viel trinken

Halsschmerzen

Zu Halsschmerzen und Schluckbeschwerden kommt es vor allem bei Hals- oder Mandelentzündungen, oft in Verbindung mit Erkältungskrankheiten (Seite 39). Aber auch übermäßiger Nikotingenuß und langes Sprechen mit falscher Atmung können die Ursache sein.

So hilft Johanniskraut

- *Tinktur:* Geben Sie 1 TL Tinktur und etwas Salz in ein Glas mit warmem Wasser, und gurgeln Sie damit 2 Minuten lang, mehrmals täglich.
- *Inhalation* (Seite 29).

Häufig gurgeln

Weitere Ratschläge

Verzichten Sie auf das Rauchen und übermäßigen Alkoholkonsum. Schonen Sie Ihre Stimme, und sorgen Sie für hohe Luftfeuchtigkeit in der Wohnung (Verdunster, feuchte Tücher).

Bewegungsapparat

Daß eine freie und schmerzfreie Bewegung nicht selbstverständlich ist, spürt der Mensch oft erst, wenn das wunderbare Zusammenspiel von Muskeln, Sehnen, Gelenken und Knochen durch Verletzungen oder Erkrankungen gestört ist.

Die Behandlung sollte auch seelische Aspekte berücksichtigen

Auch hier spielt die Seele eine Rolle. Schmerzen bei der Bewegung sind oft nicht nur Ausdruck einer organischen »Fehlfunktion«, sondern ein Signal des Unterbewußtseins, das auf einen Mangel an geistiger Beweglichkeit hinweisen will.

Arthritis

Als Arthritis werden Gelenkentzündungen bezeichnet, die häufig mit Rötungen, Schwellungen, Schmerzen und manchmal auch mit Fieber einhergehen. Als Ursache kommen chronische Entzündungen, Gelenktuberkulose und rheumatische Erkrankungen sowie Spätfolgen von Streptokokken- oder Gonokokkeninfektionen in Frage.

So hilft Johanniskraut

- *Blütenöl:* Geben Sie einige Tropfen Öl auf Zeige- und Mittelfinger, und massieren Sie es vorsichtig an den schmerzenden Gelenken ein.
- *Elixier:* Nehmen Sie 3mal täglich 1 TL Elixier ein.

Weitere Ratschläge

Durch Bewegungsvermeidung bei Schmerzen geht allmählich die Beweglichkeit des Gelenks verloren; deshalb sollten Sie vorsichtige und langsame Bewegungsübungen machen. Am besten eignet sich dazu die chinesische Bewegungsmeditation Qi Gong (Seite 35).

Gicht

Bei der Gicht ist der Harnsäurespiegel erhöht, was zunächst meist keine Beschwerden verursacht. Im späteren Verlauf kann es zu schmerzhaften, akuten Gichtanfällen kommen. Betroffen sind meist die Gelenke der großen Zehen – man spricht auch von der »Gichtzehe« – aber auch Fuß- und Handgelenke, Knie oder Ellbogen. Die Entzündungen führen zu Rötungen, Schwellungen und meist sehr starken Schmerzen.

Schmerzen in den Gelenken

Ursachen sind genetische Veranlagung, Diabetes, Leukämie und Nierenerkrankungen, am häufigsten aber eine falsche Ernährung.

Johanniskraut bei Beschwerden

So hilft Johanniskraut

- *Blütenöl:* Geben Sie etwas Öl auf die schmerzenden Stellen und massieren Sie es vorsichtig ein.
- *Verdauungstee:* Trinken Sie zu jeder Mahlzeit 1 Tasse (Seite 31).
- *Pulver:* Trinken Sie nach den Mahlzeiten 1 Glas warmes Wasser mit 1 TL Pulver.

Weitere Ratschläge

Die Ernährung umstellen

Halten Sie unbedingt eine Gichtdiät ein. Das bedeutet aber nicht, daß Sie Ihr Leben nicht mehr genießen dürfen – Sie müssen nur Ihre Gewohnheiten ändern. Vor allem:

- Trinken Sie weniger Alkohol.
- Essen Sie weniger Fleisch.
- Achten Sie auf eine fett- und eiweißarme Ernährung.

Muskelkater

Wenn wir unseren Muskeln mehr Arbeit zumuten, als sie gewohnt sind, machen wir bisweilen Bekanntschaft mit einem lästigen Tier: dem Muskelkater. Die Schmerzen gehen auf zwei Vorgänge in der Muskulatur zurück: Zum einen bildet sich bei der Muskelarbeit Milchsäure, die Schmerzen im Muskel verursacht, zum anderen können bei Überanstrengung mikroskopisch kleine Muskelfasern reißen.

So hilft Johanniskraut

Muskelkater verschwindet in wenigen Tagen von selbst, Johanniskraut kann aber helfen, die Schmerzen zu lindern und die Regenerationszeit zu verkürzen.

- *Blütenöl:* Geben Sie etwas Blütenöl auf die schmerzenden Muskeln und massieren Sie es vorsichtig ein.
- *Elixier:* Nehmen Sie über den Tag verteilt 3mal 1 TL ein.

Weitere Ratschläge

Achten Sie auf eine ausreichende Zufuhr von Mineralstoffen (magnesium- und kaliumreiches Mineralwasser, Bananen).

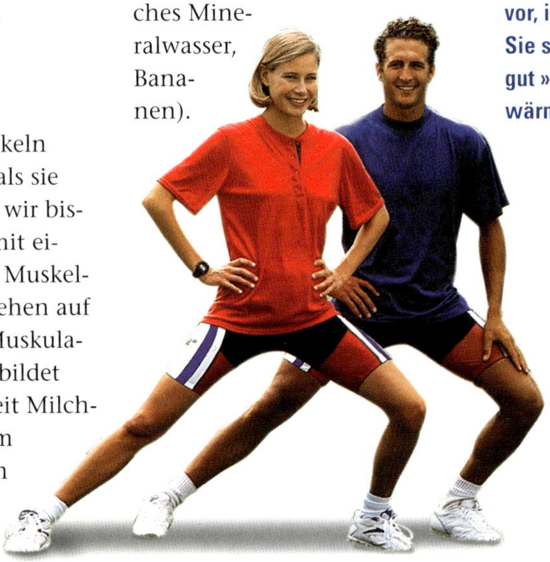

Beugen Sie Muskelkater vor, indem Sie sich gut »aufwärmen«.

Verstauchungen und Zerrungen

Verstauchungen, Zerrungen und Überdehnungen sind auch im Breitensport an der Tagesordnung. Die Gefahr ist besonders hoch, wenn Sie sich unaufgewärmt starken Belastungen aussetzen.

So hilft Johanniskraut

Zur Linderung von Schmerzen, gegen Schwellungen

Leichte Fälle können Sie gut mit Johanniskraut behandeln.

- *Beruhigungstee:* Der Tee versorgt mit Vitaminen und Mineralstoffen und beschleunigt die Heilung. Trinken Sie 3mal täglich 1 Tasse (Seite 31).
- *Blütenöl:* Tragen Sie das Öl vorsichtig auf die verletzte Stelle auf.
- *Elixier:* Nehmen Sie über den Tag verteilt 3mal 1 TL ein.

Weitere Ratschläge

Wichtig ist die sofortige Kühlung

Tauchen Sie ein Handtuch in kaltes Wasser, wickeln Sie ein paar Eiswürfel hinein, und kühlen Sie damit die Verletzung. Da Kälte die Schmerzleitung hemmt, sollten Sie danach sehr vorsichtig sein: Sie nehmen zwar die Schmerzen kaum wahr, fügen sich aber bei Belastungen möglicherweise weitere Schäden zu.

Haut

Die Haut ist nicht einfach eine Körperhülle, sondern ein wichtiges Organ mit zahlreichen Aufgaben.

Die Haut: unser größtes Organ

Eigentlich ist die Haut sogar unser größtes Organ: Die Haut macht etwa 12 % des Körpergewichts aus und hat eine Oberfläche von bis zu 2 Quadratmetern. Sie schützt den Körper gegenüber schädlichen Einflüssen aus der Umwelt, reguliert den Wärmehaushalt, absorbiert Strahlung, ist am Stoffwechsel beteiligt, speichert Fett, Wasser und Vitamine, vermittelt Sinneseindrücke wie Berührung, Temperatur oder Schmerz – und sie atmet!

Eine intakte, gesunde Haut ist ein Merkmal einer umfassenden Gesundheit. Der Zustand unserer Haut hängt nämlich weitgehend von der physischen, aber auch von der psychischen Verfassung ab.

Psychosomatisch gesehen ist die Haut die Grenze des Körpers. Hautprobleme haben also auf seelischer Ebene meist etwas mit dem Problem der richtigen Abgrenzung von der Umwelt zu tun. Diese Tatsache sollte bei allen Hautproblemen berücksichtigt werden, um an die Wurzeln der Probleme zu gelangen.

Johanniskraut bei Beschwerden

Akne

Bei der Akne vulgaris handelt es sich um eine Erkrankung der Hauttalgdrüsen, die vor allem in der Pubertät auftritt. Dabei bilden sich im Gesicht, zuweilen aber auch am Oberkörper Pickel und Mitesser. Wenn diese vereitern, treten die gefürchteten gelben Pusteln auf.

Störungen im Hormonhaushalt

Als Ursache kommen neben natürlichen hormonellen Veränderungen auch Stoffwechselstörungen sowie psychische Belastungen in Frage.

So hilft Johanniskraut

- *Tinktur:* Tauchen Sie – morgens und abends – einen Wattebausch oder ein Wattestäbchen in die Tinktur und betupfen Sie damit die betroffenen Stellen.
- *Gesichtsmaske* (Seite 82).
- *Kopfdampfbad* (Seite 82).
- *Bauchmassage* (Seite 74).

Weitere Ratschläge

Über die örtliche Behandlung hinaus sollte Akne auch allgemein behandelt werden. Eine vollwertige, ballaststoffreiche

Vollwertige Ernährung

Kost (Vollkornprodukte, Hülsenfrüchte, frisches Obst und Gemüse) kann Akne oft lindern. Verzichten Sie auf übermäßigen Alkohol- und Nikotinkonsum. Pickel sollten nicht ausgequetscht werden, da dies zu Narben, aber auch zu schwereren Problemen führen kann, wenn der Eiter in die Blutbahn gelangt. Da seelische Ausgeglichenheit zur Besserung beiträgt, empfehlen sich auch meditative Übungen sowie Yoga (Bücher, Seite 93).

Ekzeme

Bei Ekzemen, die sich in Form von Bläschen, Rötungen, Schwellungen und Krustenbildungen bemerkbar machen, handelt es sich um Entzündungen der Haut. Als Auslöser kommen allergische Reaktionen (Seite 53), aber auch Stoffwechselstörungen, übermäßige Sonnenbestrahlung, der Hautkontakt mit chemischen Mitteln (Kontaktekzeme), Ernährungsfehler sowie psychische Belastungen (Streß) in Frage.

Die Auslöser sind vielfältig

So hilft Johanniskraut

- *Pulver:* Trinken Sie nach den Mahlzeiten 1 Glas warmes Wasser mit 1 TL Pulver.
- *Elixier:* Nehmen Sie morgens und abends 1 TL ein.
- *Blattöl:* Tragen Sie das Öl vorsichtig auf die betroffenen Stellen auf.
- *Kräutermedizin* (Seite 92).

Weitere Ratschläge

Die Ursachen beseitigen

Wenn Sie unter allergischen oder ernährungsbedingten Ekzemen leiden, sollten Sie zunächst die Ursachen beseitigen. Nicht immer sind kortisonhaltige Salben sinnvoll. Auf lange Sicht ist es oft effektiver, sich vitaminreich und vollwertig zu ernähren und die Hautdurchblutung durch Kaltwasseranwendungen und Massagen anzuregen. Auch eine ausgeglichene Psyche wird sich positiv auf die Ekzeme auswirken.

Furunkel

Furunkel sind Haarbalgentzündungen, die manchmal stark schmerzen und zu Rötungen und Schwellungen führen. Sowohl Stoffwechselstörungen, Diabetes und Fehlernährung als auch eine übertriebene Hygiene (!) und Chemikalien kommen als Ursachen in Betracht. Wenn der Furunkel am Kopf auftritt oder nicht innerhalb einiger Tage zurückgeht, sollte ein Arzt zu Rate gezogen werden.

So hilft Johanniskraut

- *Tinktur:* Tauchen Sie einen Wattebausch oder ein Wattestäbchen in die Tinktur, und betupfen Sie damit die Furunkel.
- *Verdauungstee:* Trinken Sie zu jeder Mahlzeit 1 Tasse (Seite 31).

Weitere Ratschläge

Wenn Sie zu Furunkeln neigen, sollten Sie es vermeiden, sich zu häufig zu waschen und zu duschen (keinesfalls mehrmals täglich), und täglich mindestens 2 l Flüssigkeit trinken.

Hämatom (Bluterguß)

Schmerzhafte blaue Flecken

Blutergüsse (Hämatome) in Weichteilen und Zwischengewebsräumen entstehen nach stumpfer Gewalteinwirkung. Solche »blauen Flecken« sind in der Regel ungefährlich, wenn auch unschön und mitunter recht schmerzhaft. Die bläuliche Färbung tritt durch die Gerinnung und den Abbau des ausgetretenen Blutes auf. Blutergüsse sind daher erst rot und wechseln dann zu grünblau.

So hilft Johanniskraut

- *Blattöl:* Tragen Sie das Öl vorsichtig an der betroffenen Stelle auf.
- *Elixier:* Nehmen Sie über den Tag verteilt 3mal 1 TL Elixier ein. Wenn Sie besonders zu Blutergüssen neigen, ist es sinnvoll, regelmäßig morgens und abends 1 TL einzunehmen.

Johanniskraut bei Beschwerden

Weitere Ratschläge

Wenn Sie unmittelbar nach einem Stoß oder Schlag die Stelle stark kühlen, können Sie Blutergüsse vermeiden oder zumindest in Grenzen halten.

Sofort mit Eis kühlen

Drücken Sie einen Eiswürfel mehrere Minuten lang auf die betroffene Stelle – die Blutgefäße ziehen sich zusammen, und es kann weniger Blut ins Gewebe austreten.

Herpes

Der durch den Herpes-simplex-Virus verursachte Herpes ist eine Hauterkrankung, die wiederholt auftritt, besonders häufig im Lippenbereich (Fieberbläschen). Kennzeichnend sind zahlreiche, in Gruppen zusammenstehende Bläschen. Auch zu Rötungen und schmerzhaften Schwellungen kann es kommen. Nach der Erstinfektion ruhen die Viren, die meist durch Lippenkontakt und Geschlechtsverkehr übertragen werden, im Körper und treten erst dann wieder auf, wenn die Immunabwehr geschwächt ist.

Immer wieder aufflackernde Infektion

So hilft Johanniskraut

- *Pulver:* Trinken Sie nach den Mahlzeiten 1 Glas warmes Wasser mit 1 TL Pulver.
- *Blattöl:* Tragen Sie das Öl vorsichtig auf. Auch wenn die Bläschen verschwunden sind, sollten Sie das Öl noch einige Tage anwenden, um die Regeneration der Haut zu fördern.

Weitere Ratschläge

Alles, was das Immunsystem schwächt, begünstigt Herpes. An erster Stelle steht emotionaler Streß. Versuchen Sie, sich auch im Alltag immer wieder einmal zu entspannen. Johanniskraut ist dabei eine große Hilfe; aber auch Yoga, Tai Ji oder Qi Gong helfen, Streß abzubauen (Bücher, Seite 93).

Sonnenbrand

Eine sonnengebräunte Haut galt in den letzten Jahrzehnten als Zeichen von Gesundheit und Wohlstand. Dieser Modetrend läßt allmählich nach, seit sich die Anzeichen mehren, daß zuviel Sonnenstrahlung und häufige Sonnenbrände das Risiko von Hautkrebs erhöhen.

Höheres Hautkrebsrisiko

Bei einem Sonnenbrand handelt es sich zunächst einmal um eine oberflächliche Verbrennung der oberen Hautschichten, die natürlich die Hautalterung beschleunigt. Gefährlich sind vor allem die UV-Strahlen, die in das Gewebe eindringen und die Chromosomen der Körperzellen schädigen – was zur Entartung dieser Zellen und damit zu Hautkrebs führen kann. Mäßige Sonnenbestrahlung ist durchaus gesund: Sie fördert die Bildung von bestimmten Vitaminen, stärkt das Immunsystem und hebt durch die Ausschüttung von Glückshormonen die Stimmung. Doch auch kurze Sonnenbäder und der Aufenthalt im Schatten geben dem Organismus seine gesunde Dosis Sonnenlicht.

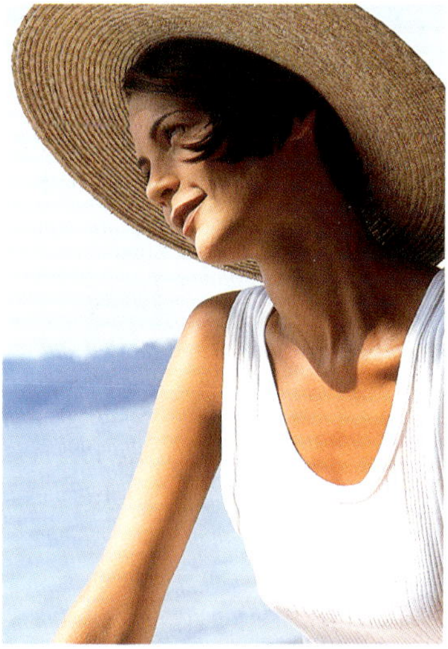

Gut geschützt brauchen Sie ein kurzes Sonnenbad nicht zu bereuen.

So hilft Johanniskraut

Hilfe und Pflege für die Haut

Johanniskraut ist eine doppelte Hilfe: Zum einen pflegt es die Haut, fördert die Heilung von Verbrennungen und unterstützt die Regeneration der Haut – zum anderen scheinen seine Wirkstoffe widerstandsfähiger gegen Krebs zu machen und die Vermehrung von entarteten Zellen zu hemmen (Seite 21).

- *Blattöl:* Mischen Sie 1 EL Johanniskrautöl mit 2 EL Hautpflegeöl, und tragen Sie die Mischung vorsichtig auf die verbrannten Stellen auf.

Weitere Ratschläge

Überlegen Sie, wie braun Sie sein müssen, um sich wohl zufühlen. Vielleicht verabscheuen Sie es, »käseweiß« zu sein. Aber schon ein zarter Braunton sieht gesund und vital aus, die Haut altert weniger schnell, und das Risiko von Hautkrebs verringert sich. Übrigens sind Sonnenbänke trotz UV-Filtern auf Dauer auch hautschädigend!

Verbrennungen

Bei Verbrennungen kommt es zu schmerzenden Rötungen und Schwellungen der Haut, oft auch zu Blasen. Leichtere Verbrennungen, wie sie im Alltag etwa beim Kochen oder Bügeln immer wieder einmal auftreten, heilen in der Regel ohne Narbenbildung.
Bei schwereren Verbrennungen oder Verbrennungen im

Johanniskraut bei Beschwerden

Gesicht sollten Sie unbedingt sofort einen Hautarzt aufsuchen, um Narben und Komplikationen zu vermeiden.

So hilft Johanniskraut

Zur Desinfektion und Schmerzlinderung

Mit Johanniskraut können Sie kleinere Verbrennungen desinfizieren und die Schmerzen lindern. Überdies hilft es, den Mineralstoffhaushalt schneller wieder ins Gleichgewicht zu bringen und verringert die Gefahr, daß sich Blasen und Narben bilden.

- *Elixier:* Nehmen Sie über den Tag verteilt 3mal 1 TL ein.
- *Blattöl:* Tragen Sie das Öl vorsichtig auf die verbrannte Stelle auf.

Weitere Ratschläge

Sofort unter fließendes kaltes Wasser

Wenn Sie sich verbrannt haben, sollten Sie zunächst einige Minuten lang kaltes Wasser über die Verbrennung laufen lassen. Trocknen Sie die Haut dann sanft ab, indem Sie sie mit einem frischen Tuch abtupfen.

Verletzungen

Immer wieder kann es im Alltag zu kleineren Verletzungen kommen – zu Abschürfungen, Schnitten oder Stichen. Oberflächliche Verletzungen, die nicht allzu stark bluten, heilen in der Regel schnell und ohne Narbenbildung. Jede Verletzung sollte jedoch desinfiziert werden.

So hilft Johanniskraut

Johanniskraut bietet sich wegen seiner blutungsstillenden, desinfizierenden und die Hautregeneration fördernden Eigenschaften besonders an.

- *Tinktur:* Tauchen Sie einen Wattebausch oder ein Wattestäbchen in die Tinktur, und betupfen Sie damit die betroffenen Stellen.
- *Blattöl:* Wenn sich die Wunde geschlossen hat, tragen Sie das Öl vorsichtig auf, um die Heilung zu fördern.
- *Kräutermedizin* (Seite 92).

Weitere Ratschläge

Wichtig: die Tetanus-Impfung

Nach Verletzungen kann es zu Tetanus (Wundstarrkrampf) kommen, wenn bestimmte Erreger in die Wunde gelangt sind. Da die Tetanus-Erreger sich nur in sauerstofffreier Umgebung vermehren, besteht bei oberflächlichen Schürfwunden wenig Gefahr.

Bei tiefen Schnitten oder Hautlappen, die die Wunde bedecken, sollten Sie Ihren Impfschutz überprüfen.

Hormonsystem

Hormone sind körpereigene Stoffe, die in den endokrinen Drüsen gebildet werden und bereits in winzigsten Mengen ungeheure Wirkungen auf Körper, Seele und Geist entfalten. Sie sind für Wachstum und Entwicklung, für Sexualität und das Zusammenspiel der Organe verantwortlich. Gerät das Hormonsystem aus dem Gleichgewicht, hat das meist gravierende Konsequenzen – die das ganze Leben verändern können. In bestimmten Entwicklungsphasen findet eine natürliche hormonelle Umstellung statt – am bedeutsamsten ist wohl die Pubertät, in der die umfassende Wirkung des Hormonsystems auf Körper, Seele und Geist besonders augenfällig ist.

Hormone beeinflussen viele Lebensbereiche

Pubertät

Die Pubertät kennzeichnet den Eintritt der Geschlechtsreife. Sie beginnt bei Mädchen ab dem 11., bei Jungen ab dem 12. Lebensjahr, und dauert bis zum 16. oder 17. Lebensjahr an.
Durch die Veränderung im Hormonhaushalt durchlebt der Jugendliche eine körperliche und seelische Krise. Oft leiden die Heranwachsenden unter inneren Erregungszuständen, Müdigkeit, Lustlosigkeit oder Konzentrationsschwäche.

So hilft Johanniskraut

Wenn den Jugendlichen Streß, Konzentrations- oder Schlafstörungen belasten, kann Johanniskraut durchaus eine (niemals aber die einzige!) Hilfe sein.

- *Beruhigungstee:* Morgens und abends 1 Tasse Tee mit viel Honig harmonisiert Hormonhaushalt und Psyche (Seite 31).

Weitere Ratschläge

Eltern sollten sich davor hüten, körperlichen oder seelischen Krisen ihrer Kinder mit Medikamenten, insbesondere Psychopharmaka, zu begegnen. Kein Medikament kann Liebe und Zuwendung ersetzen.
Am wichtigsten für die Jugendlichen ist es, zu sich selbst zu finden. Dazu brauchen sie aber den Rückhalt im Elternhaus. Es ist schwer, etwas Allgemeines darüber zu sagen, wie Eltern mit ihren pubertierenden Kindern sinnvoll umgehen sollten. Nur eines ist sicher: Strafen helfen weniger als Belohnungen, Tadel weniger als Lob, Verständnis mehr als das Beharren auf eigenen Ansichten, Liebe mehr als Ablehnung.

Jedes Kind ist eine eigene Persönlichkeit

Johanniskraut bei Beschwerden

Menstruationsbeschwerden

Die Ursachen sind oft unklar

Manche Frauen erleben ihre Regel als sehr unangenehm – durch Schmerzen, Krämpfe und Unwohlsein. Dafür können eine besondere Empfindlichkeit auf Schwankungen im Mineralstoffhaushalt, starke hormonelle Schwankungen, aber auch psychische Faktoren verantwortlich sein.

So hilft Johanniskraut

- *Elixier:* Nehmen Sie über den Tag verteilt 3mal 1 TL ein.
- *Fußreflexzonenmassage:* Gönnen Sie sich so oft wie möglich diese anregende Massage (Seite 75), und widmen Sie den schmerzenden Stellen an den Fußsohlen besondere Aufmerksamkeit.
- *Bauchmassage* (Seite 74).

Weitere Ratschläge

Ruhe und Entspannung

Gönnen Sie sich an diesen Tagen Ruhe, versuchen Sie zu sich selbst zu kommen und überlegen Sie, ob nicht auch Ihre Einstellung zum Frausein etwas mit den Schmerzen zu tun haben könnte.
Wenn die Menstruation nicht immer, sondern nur ausnahmsweise schmerzhaft ist, sollten Sie vorsichtshalber zu Ihrem Gynäkologen gehen, um entzündliche Prozesse auszuschließen.

Wechseljahre

Vital und aktiv – auch in reiferen Jahren.

Die Wechseljahre sind natürlich wie die Pubertät keine Krankheit – aber in dieser Zeit treten leider öfter bestimmte Beschwerden auf. Zwischen dem 45. und 55. Lebensjahr läßt die Tätigkeit der Keimdrüsen der Frau natürlicherweise nach. Die

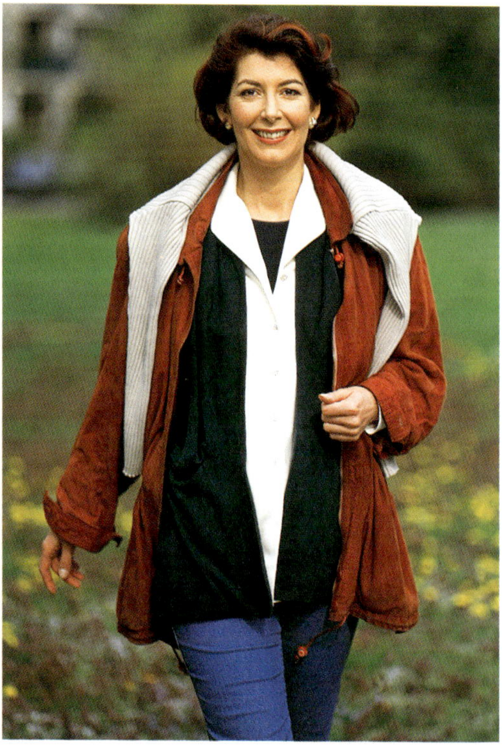

Eierstöcke produzieren immer weniger Östrogen und Progesteron, was zunächst zu unregelmäßigen Monatsblutungen führt, bis die Regel schließlich ganz ausbleibt.
Während dieser hormonellen Umstellung können unter anderem schubweise Hitzewallungen und Schweißausbrüche auftreten. Die meisten Frauen leiden aber weniger an den körperlichen als vielmehr an den psychischen Veränderungen. Geklagt wird über erhöhte Reizbarkeit, allgemeine Lustlosigkeit und Leistungsabfall, aber auch über depressive Verstimmungen bis hin zu schweren, behandlungsbedürftigen Depressionen (Seite 65).

Körperliche und psychische Beschwerden

So hilft Johanniskraut

Neuere wissenschaftliche Untersuchungen konnten zeigen, daß Johanniskraut die psychischen und körperlichen Beschwerden in den Wechseljahren positiv beeinflußt.

- *Elixier:* Nehmen Sie morgens und abends 1 TL ein.
- *Beruhigungstee:* Trinken Sie morgens und abends 1 Tasse Tee mit viel Honig (Seite 31).
- *Pulver:* Trinken Sie nach den Mahlzeiten 1 Glas warmes Wasser mit 1 TL Pulver.
- *Fußreflexzonenmassage:* Gönnen Sie sich so oft wie möglich diese anregende Massage (Seite 75).
- *Bauchmassage* (Seite 74).

Weitere Ratschläge

Die seelische Krise, die manche Frauen in den Wechseljahren durchleben, hängt meist mit ihrem Begriff der Weiblichkeit zusammen: Frausein heißt gebährfähig sein. Das ist natürlich ein schlimmes Mißverständnis, denn eine Frau hat so viel mehr vorzuweisen! Auch die Befürchtung, daß es nun mit der Sexualität vorbei sei, ist unbegründet. Viele Frauen, die die Krise überwunden haben, berichten sogar über ein erfüllteres und schöneres Liebesleben.
In den Wechseljahren werden oft Hormone verordnet, was gewissermaßen logisch klingt, da die Veränderungen im Hormonhaushalt die Beschwerden auslösen. Dennoch würden wir Ihnen empfehlen, nur bei schweren körperlichen oder seelischen Beschwerden zu Hormonen zu greifen. Es ist eine Illusion zu glauben, daß das komplizierte Wechselspiel der Hormone im Organismus von außen her ins Gleichgewicht gebracht werden könnte.

Die Krise auch ohne Hormonpräparate überwinden

Immunsystem

Jeder Mensch verfügt über einen »inneren Arzt«, der die meisten Krankheiten besiegen kann, solange er nicht selbst krank ist – die Rede ist vom Immunsystem. Die Möglichkeiten, die unserem Körper zur Verfügung stehen, um aggressive Angreifer wie Bakterien, Viren oder Parasiten unschädlich zu machen, grenzen ans Wunderbare. Daß uns dennoch immer wieder einmal Krankheiten zu schaffen machen, liegt daran, daß das Immunsystem stark oder schwach sein kann – einige Fachleute meinen sogar, daß jegliche Krankheit nur durch ein geschwächtes Immunsystem zum Ausbruch gelangt. Voraussetzungen für ein starkes Immunsystem sind natürlich eine ausreichende und ausgewogene Zufuhr der Stoffe, die der Körper benötigt – vor allem Vitamine und Spurenelemente. Mindestens ebenso wichtig ist die seelische Verfassung: Je zufriedener, ausgeglichener und glücklicher ein Mensch ist, desto stärker ist in der Regel sein Immunsystem!

Viele Faktoren beeinflussen die Immunabwehr

Aids

Aids ist die Abkürzung von »acquired immune deficiency syndrome«, also »erworbenes Abwehrschwäche-Syndrom«. Auslöser ist das HI-Virus, das durch Körperflüssigkeiten (Blut, Samenflüssigkeit) übertragen wird. Das Aids-Virus ist schwer zu bekämpfen, weil es ständig seine Gestalt ändert und damit das Abwehrsystem des Körpers überlistet; bislang gibt es keine wirksame Impfung oder Heilmethode.

So hilft Johanniskraut

Selbstverständlich kann auch Johanniskraut Aids nicht heilen, doch es mehren sich die Anzeichen, daß es eine wichtige unterstützende Rolle in der Aids-Therapie spielen könnte. Zum einen stärkt Johanniskraut das Immunsystem, zum anderen hilft es, Ängste und Depressionen abzubauen und zu seelischer Harmonie zu finden. Ebenso bedeutsam ist die Entdeckung, daß Johanniskraut eine überraschend starke antivirale Wirkung zu besitzen scheint (Seite 16).

Johanniskraut als unterstützendes Mittel

- *Beruhigungstee:* Trinken Sie 3mal täglich 1 Tasse (Seite 31).
- *Pulver:* Trinken Sie nach den Mahlzeiten 1 Glas warmes Wasser mit 1 TL Pulver.
- *Fertigpräparate:* Mit den handelsüblichen Johanniskraut-Kapseln kann besonders leicht

viel antiviral wirksames Hypericin aufgenommen werden.

- *Elixier:* Nehmen Sie über den Tag verteilt 3mal 1 TL ein.

Weitere Ratschläge

Da eine harmonische seelische Haltung das Immunsystem stärkt, ist davon auszugehen, daß auch körpertherapeutische Methoden wie Yoga oder Qi Gong sinnvoll eingesetzt werden können, um den Gesundheitszustand von Aids-Patienten zu stabilisieren (Seite 35).

Allergien

Überempfindlichkeitsreaktionen auf Allergene

Bei Allergien treten Überempfindlichkeitsreaktionen wie Schwellungen der Nasenschleimhaut, Hautjucken oder asthmatische Reaktionen (Seite 37) auf. Als allergieauslösende Substanzen (Allergene) kommen Pollen von Gräsern, Bäumen und Blumen, ferner Hausstaub, Tierhaare, Schimmelpilze, zahlreiche Medikamente, chemische Stoffe sowie Nahrungsmittel in Frage.

Bei Schockreaktionen sofort zum Arzt!

Bei schweren allergischen Reaktionen, die zuweilen nach Insektenstichen oder der Einnahme bestimmter Medikamente auftreten, kann es zum Schock kommen. Suchen Sie dann sofort einen (Not-)Arzt auf.

So hilft Johanniskraut

Während allergische Hautreaktionen durch Johanniskrautbäder und Waschungen gelindert werden können, kann man Beschwerden im Bereich der Atmung durch Inhalationen mit Johanniskraut entgegenwirken. Vorsicht: In seltenen Fällen kann Johanniskraut (wie praktisch jede natürliche Substanz) selbst Allergien auslösen! Bevor Sie Johanniskraut kurmäßig, großflächig oder zur Behandlung von Allergien einsetzen, sollten Sie es testen (Seite 36).

Vor der Anwendung testen

- *Elixier:* Nehmen Sie 1mal täglich 1 EL ein.
- *Tinktur:* Tauchen Sie einen Wattebausch oder ein Wattestäbchen in die Tinktur, und betupfen Sie damit Insektenstiche.
- *Blattöl:* Hautausschläge können Sie lokal behandeln, indem Sie das Öl dünn auftragen.
- *Inhalation* (Seite 29).
- *Bäder:* 2 Tassen Beruhigungstee (Seite 31) mit 1 TL Sahne und 1 TL Honig mischen und ins Badewasser geben.
- *Waschungen:* Bereiten Sie 1/2 l Johanniskraut-Tee (ohne Honig), und geben Sie 1 EL Blütenöl hinzu. Tauchen Sie einen Waschlappen in die Flüssigkeit, und führen Sie ihn behutsam über die betroffenen Partien.

Johanniskraut bei Beschwerden

Weitere Ratschläge

Alternativen zu starken Medikamenten

Die Akupunktur hat sich in diesem Bereich besonders bewährt. Die sogenannte »systematische Desensibilisierung« befreit in vielen Fällen von Allergien, ist aber langwierig und mühsam (fragen Sie Ihren Arzt).

Gürtelrose

Neuinfektion mit dem Windpockenvirus

An Gürtelrose erkranken nur Menschen, die bereits die Windpocken durchgemacht haben. Es bilden sich Bläschen mit heller Flüssigkeit auf Brust und Rücken, auch im Gesicht. Neben Hautrötungen und erhöhter Berührungsempfindlichkeit kann es zu starken Nervenschmerzen kommen.
Bei Gürtelrose sollte immer der Arzt hinzugezogen werden.

So hilft Johanniskraut

- *Beruhigungstee:* Zur Vorbeugung trinken Sie einige Wochen lang morgens 1 Tasse Tee mit viel Honig (Seite 31).
- *Elixier:* Nehmen Sie im akuten Stadium über den Tag verteilt 3mal 1 TL ein.
- *Blütenöl:* Geben Sie einige Tropfen Öl auf Zeige- und Mittelfinger, und tragen Sie es vorsichtig auf die schmerzenden Stellen auf.

Weitere Ratschläge

Autogenes Training, Qi Gong und Yoga zum Streßabbau

Alle Maßnahmen, die Ihr Immunsystem stärken, tragen dazu bei, ein erneutes Erkranken an Gürtelrose zu vermeiden. Bauen Sie vor allem durch Entspannungsübungen Streß ab (Seite 35).

Krebs

Wenn sich einzelne Körperzellen aus der »Gemeinschaft« lösen und beginnen, sich ungehemmt zu vermehren, kommt es zu Problemen – der »Krebs« verdrängt und zerstört das gesunde Gewebe. Als Auslöser kommen radioaktive Strahlung, Erbfaktoren, bestimmte Chemikalien, aber auch Viren und Bakterien in Betracht. Zu den Risikofaktoren zählen Rauchen, übermäßiger Alkoholgenuß, eine zu fette Ernährung und Bewegungsmangel.
Normalerweise müssen aber viele Faktoren zusammentreffen oder einzelne Faktoren lange Zeit auf den Organismus einwirken, bis Krebs entsteht. Da ein gut funktionierendes Abwehrsystem es nicht so leicht zulassen wird, daß sich Krebszellen ausbreiten, sollte immer auch gefragt werden, warum die »innere Polizei« nicht oder unzureichend funktioniert.

So hilft Johanniskraut

Natürlich ist Johanniskraut kein »Wundermittel«, das Krebs vorbeugt oder gar heilt. Neuere Untersuchungen weisen aber darauf hin, daß einige seiner Wirkstoffe (insbesondere Quercetin und Amentoflavon, Seite 16) das Wachstum von Krebszellen hemmen. In der Krebsvorbeugung ist Johanniskraut sicherlich sinnvoll, da es hilft, die seelischen Ursachen aufzulösen, die an der Krebsentstehung beteiligt sind.

Ein sinnvolles Mittel zur Krebsvorbeugung

- *Pulver:* Trinken Sie nach den Mahlzeiten 1 Glas warmes Wasser mit 1 TL Pulver.
- *Elixier:* Nehmen Sie über den Tag verteilt 3mal 1 TL ein.
- *Beruhigungstee:* Trinken Sie morgens und abends 1 Tasse Tee mit viel Honig (Seite 31).
- *Bauchmassage* (Seite 74).

Weitere Ratschläge

Das amerikanische Ehepaar Simonton entwickelte eine Methode, mit Visualisierungen (bewußt hervorgerufenen inneren Bildern) gegen Krebs vorzugehen – teils mit beachtlichen Erfolgen. Wenn Sie selbst oder Angehörige von Krebs betroffen sind, empfehlen wir Ihnen, sich auch über diese und ähnliche Techniken zu informieren.

Kreislauf

Das Herz verteilt Nährstoffe, Hormone und Sauerstoff im Körper, indem es das Blut durch das weitverzweigte Adernetz pumpt. Bei dieser Arbeit unterstützen es die Venen, in denen das Blut von den Organen zum Herzen fließt. Wenn der Bluttransport nicht mehr optimal funktioniert, wird der gesamte Organismus in Mitleidenschaft gezogen.
Auf seelischer Ebene haben Herzprobleme auch im übertragenen Sinne mit dem Herzen, nämlich mit den Gefühlen der Liebe, des Liebens und Geliebtwerdens zu tun.

Herzschwäche

Bei einer Herzschwäche pumpt das Herz zuwenig Blut aus und nimmt auch zuwenig Blut aus den Venen auf. Herzrasen und Atemnot, vor allem bei Belastungen, sowie Brustschmerzen weisen auf eine Linksherzinsuffizienz hin. Dagegen führt eine Rechtsherzinsuffizienz zu Schwellungen in den Knöcheln, Abgeschlagenheit und einem Druckgefühl im Brust- und Halsbereich. Eine Herzschwäche kann die Folge von Bluthochdruck, Herzklappenfehlern, Herzinfarkten und anderen

Die ersten Anzeichen

Johanniskraut bei Beschwerden

Herzerkrankungen sein. Bei ersten Anzeichen einer Herzschwäche sollten Sie unbedingt den Arzt aufsuchen.

So hilft Johanniskraut

- *Herztee:* Trinken Sie morgens und abends 1 Tasse Tee mit viel Honig (Seite 31).
- *Elixier:* Nehmen Sie über den Tag verteilt 3mal 1 TL ein.
- *Fußreflexzonenmassage:* Gönnen Sie sich möglichst oft diese anregende Massage (Seite 75).
- *Kräutermedizin* (Seite 92).

Weitere Ratschläge

Eine Massage der Fußreflexzonen regt den gesamten Organismus an.

Bei Herzschwäche sollten Sie sich viel Ruhe gönnen und versuchen, sich Wut oder Aufregung möglichst vom Hals zu schaffen, ohne diese Gefühle zu unterdrücken. Meditative Bewegungstherapien sind zu empfehlen (Qi Gong, Tai Ji, Seite 35).

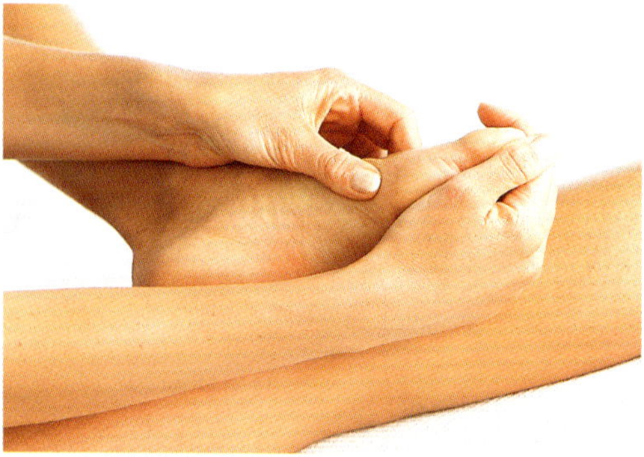

Bluthochdruck

Eine Zivilisationskrankheit

Ein zu hoher Blutdruck wird meistens durch Routineuntersuchungen entdeckt. Oft verursacht er keine Beschwerden, manchmal Herzklopfen, Schlaflosigkeit, Unruhe und Kopfschmerzen.
Außer Nieren- oder Herzerkrankungen können auch übermäßiger Kaffeegenuß, vor allem aber die Nebenwirkungen von Medikamenten verantwortlich sein.
Zu den Risikofaktoren zählen übermäßiger Nikotin- und Alkoholgenuß, Bewegungsmangel und Übergewicht, aber auch ein zu hoher Salzkonsum und vor allem jede Art von Streß.
Wichtig ist die regelmäßige Überwachung durch den Arzt.

So hilft Johanniskraut

- *Herztee:* Trinken Sie morgens und abends 1 Tasse Tee mit viel Honig (Seite 31).
- *Bauchmassage* (Seite 74).
- *Tinktur:* Nehmen Sie nach den Mahlzeiten einige Tropfen Tinktur in 1 Glas Wasser ein.

Weitere Ratschläge

Den Salzkonsum senken

Abgesehen davon, daß Sie sich salzarm und vollwertig ernähren, ausreichend (aber nicht leistungsorientiert!) bewegen und übermäßigen Streß vermeiden sollten, ist es natürlich ratsam, die emotionalen Wurzeln des Problems anzugehen. Bluthochdruckpatienten sind oft Menschen, die sich geistig oder seelisch überfordern – meist ohne es zu merken. Es ist für sie besonders wichtig, mehr auf ihre Gefühle und auf ihren Körper zu hören. Insbesondere das Autogene Training (und Zen-Meditation) hat sich hier gut bewährt (Seite 35).

Die eigenen Rhythmen wiederfinden

Verdauung

»Der Mensch ist, was er ißt«, heißt es – und darin liegt sicherlich einige Wahrheit. Tatsächlich baut sich ja der gesamte Körper aus den Stoffen auf, die er über die Verdauungsorgane aufgenommen und verwertet hat.

Die Verbindung von Psyche und Verdauung

Es ist mittlerweile auch in der Schulmedizin anerkannt, daß die meisten Störungen der Verdauungsorgane auch seelische Ursachen haben. Allgemein kann man sagen, daß Verdauungsprobleme auf seelischer Ebene mit Annehmen und Loslassen (von Erfahrungen, Erkenntnissen, aber auch materiellen Gütern) zu tun haben.

Blasenentzündung

Durch eine Infektion des Harns mit Krankheitskeimen, meist Bakterien, kann eine Blasenentzündung entstehen, die starke Unterleibsschmerzen verursachen und von Fieber begleitet sein kann. Männer sind seltener betroffen als Frauen, über deren Harnröhre die Keime leichter in die Blase gelangen. Das Risiko steigt bei Nierensteinen, vergrößerter Prostata, Verwendung von Intimsprays oder eines Diaphragmas. Bei Blasenentzündungen sollte man immer einen Arzt aufsuchen.

So hilft Johanniskraut

- *Verdauungstee:* Trinken Sie zu jeder Mahlzeit 1 Tasse (Seite 31).
- *Blütenöl:* Geben Sie einige Tropfen auf Zeige- und Mittelfinger und reiben es drei Fingerbreit unterhalb des Nabels ein.

Auf dem Unterbauch einreiben

- *Fußreflexzonenmassage:* Massieren Sie 2mal täglich fünf Minuten lang Ihre Füße, und achten Sie dabei besonders auf die schmerzhaften Stellen (Seite 75).

Weitere Ratschläge

Bei Blasenentzündungen sollten Sie immer darauf achten, sich

Johanniskraut bei Beschwerden

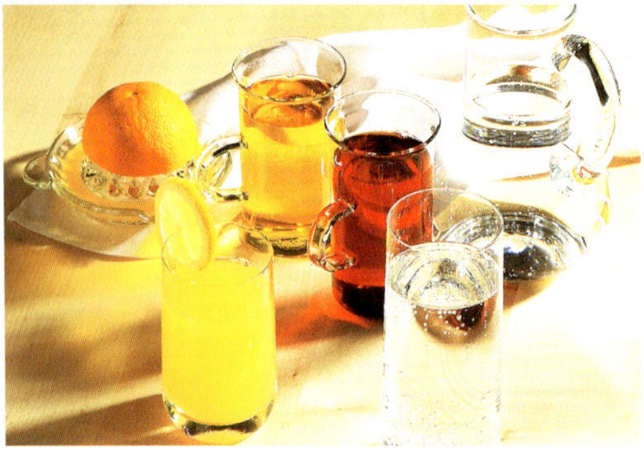

Viel trinken unterstützt die Behandlung von Blasenleiden.

warmzuhalten. Um die Heilung zu fördern, ist es wichtig, daß Sie viel trinken (mindestens 2 Liter täglich), dabei jedoch Alkohol und Kaffee möglichst meiden.

Darminfektionen

Die unmittelbaren Auslöser von Darminfektionen, die meist von Durchfällen, Darmkrämpfen und Bauchschmerzen begleitet werden, sind Bakterien. Allerdings wird deren Wachstum begünstigt durch Ernährungsfehler, Allergien und ein geschwächtes Immunsystem.
Bei starken Durchfällen kommt es zu Flüssigkeits- und Mineralienverlusten, die unter Umständen auch den Kreislauf stark belasten.
An erster Stelle steht daher bei der Behandlung der Ersatz der verlorenen Mineralien, Vitamine und Flüssigkeit.

So hilft Johanniskraut

Johanniskraut lindert Verkrampfungen und Schmerzen, beruhigt die gereizte Darmschleimhaut, hemmt das Wachstum der Bakterien, die die Krankheit erregen, und hilft dem geschädigten Darm, sich wieder zu regenerieren. Zudem stimuliert es das Immunsystem.

Bei Darminfektionen ein bewährtes Hausmittel

- *Verdauungstee:* Trinken Sie bis zu 5mal täglich 1 Tasse (Seite 31).
- *Bauchmassage* (Seite 74).
- *Umschläge:* Schmerzen und Krämpfe können Sie durch warme Johanniskraut-Umschläge – mit Johanniskraut-Tee getränkte Handtücher – lindern.
- *Blütenöl:* Geben Sie einige Tropfen Öl auf Zeige- und Mittelfinger, und reiben Sie es auf dem Bauch in Höhe des Solarplexus (drei Fingerbreit unterhalb des Brustbeines) ein.
- *Akupressur* (Seite 74).

Weitere Ratschläge

Bei Darminfektionen ist es wichtig, sich warm zu halten und im Bett zu bleiben. Sie können essen, worauf Sie Appetit haben, wenn Sie jedoch keinen Hunger verspüren, sollten Sie sich nicht zum Essen zwingen. Ihr Körper sagt Ihnen, was er braucht.

Bettruhe und Wärme

Gastritis

Erste Anzeichen einer Gastritis oder Magenschleimhautentzündung sind Völlegefühle, Sodbrennen, Magenschmerzen (nach den Mahlzeiten) und Übelkeit. Im fortgeschrittenen Stadium kann es zu Magenblutungen kommen.

Die wichtigste Ursache für Magenbeschwerden ist Streß. Zwar gehen Mediziner heute davon aus, daß fast alle Patienten mit chronischen Magenbeschwerden von Helicobacter-Bakterien befallen sind, die im sauren Magensaft leben und die Magenschleimhaut schädigen. Doch geben erst die körperlichen Auswirkungen von Streß dem Bakterium eine Chance, überhaupt vorzudringen!

Schädigende Bakterien

Die Krankheit wird durch Alkoholkonsum, Medikamente (vor allem Salicylsäure), zu kalte oder zu heiße Speisen und starkes Rauchen begünstigt.

So hilft Johanniskraut

Hilfe für die Magenschleimhaut

Johanniskraut wirkt nicht nur den psychischen Ursachen der Gastritis entgegen. Es hilft auch unmittelbar und lokal: es unterstützt die Heilung der Magenschleimhaut, hemmt das Wachstum der Bakterien und normalisiert die Ausschüttung der Verdauungssäfte.

- *Verdauungstee:* Trinken Sie vor und nach jeder Mahlzeit 1/2 Tasse (Seite 31). Vor allem die Gerbstoffe regulieren die Magensaftproduktion und bekämpfen die schädlichen Bakterien.
- *Beruhigungstee:* Trinken Sie abends 1 Tasse (Seite 31). Dieser Tee hilft, Streß abzubauen.
- *Blattöl:* Nehmen Sie morgens und abends 1 bis 2 TL Öl in

Wenn Streß auf den Magen schlägt

Der Zusammenhang von Streß und Magenproblemen ist mittlerweile eines der besterforschten Phänomene der Psychosomatik. Natürlich spielen Ernährungsgewohnheiten eine gewisse Rolle – doch entspannte, gelassene und zufriedene Menschen mit Magenproblemen gibt es nicht!

Wichtig zu wissen ist dabei, daß Streß nicht durch bestimmte Ereignisse an sich hervorgerufen wird, sondern durch den Umgang mit ihnen. Ein Ereignis ist nicht streßauslösend, sondern wird streßauslösend wahrgenommen. Durch Entspannungs-, Meditations-, oder Bewegungsübungen wie Yoga, Qi Gong oder Autogenes Training können Sie einen Ausgleich schaffen und lernen, mit Streß sinnvoller umzugehen.

Johanniskraut bei Beschwerden

1 Glas Wasser ein. Das Hyperforin, das in dem Blattöl besonders reichlich vorhanden ist, fördert die Abheilung der Schleimhautverletzungen.

- *Kräutermedizin* (Seite 92).

Weitere Ratschläge

Bei Magenproblemen ist es unerläßlich, zunächst einmal den Streß zu reduzieren.

Um die Heilung der geschädigten Magenschleimhaut zu fördern, sollten Sie schleimhautreizende Stoffe meiden:

Tips für eine reizstoffarme Ernährung

- Verzichten Sie auf große Mengen starken Kaffees! Trinken Sie lieber grünen Tee, der die Konzentration besser fördert, aber den Magen nicht belastet.
- Würzen Sie nicht zu stark! Verwenden Sie scharfe Gewürze nur in kleinen Mengen, und probieren Sie statt dessen auch einmal ungewohnte Gewürze und Kräuter aus, die Ihre Küche enorm bereichern können.
- Reduzieren Sie die Aufnahme von Fetten! Mageres Fleisch, fettarmer Käse und Obstkuchen schmecken meist sogar besser als ihre »fetten Verwandten«.
- Nehmen Sie keine salicylsäurehaltigen Medikamente ein (Aspirin, ASS ratiopharm)! Meist helfen auch natürliche Heilmittel oder sanfte Massagen (Seite 74).

Hämorrhoiden

Hämorrhoiden sind Aderknoten im Bereich des Afters, die Jucken und Brennen verursachen; während des Stuhlgangs kann es zu Blutungen und Schmerzen kommen. Während äußere Hämorrhoiden meist durch eine sitzende Lebensweise verursacht werden, werden innere Hämorrhoiden oft durch zu harten und vor allem forcierten Stuhlgang und chronischen Husten hervorgerufen.

So hilft Johanniskraut

- *Blattöl:* Tragen Sie das Öl vorsichtig auf die Stellen auf.
- *Sitzbad:* Bereiten Sie 1 Liter Johanniskraut-Tee, und geben Sie den Tee sowie 2 EL Johanniskraut-Blattöl in eine Schüssel oder Sitzwanne. Füllen Sie mit warmem Wasser auf, und nehmen Sie ein 5minütiges Sitzbad.

Sitzbad mit Blattöl und Tee

- *Verdauungstee:* Zu jeder Mahlzeit 1 Tasse trinken (Seite 31).
- *Kräutermedizin* (Seite 92).

Weitere Ratschläge

Beugen Sie vor, indem Sie sich möglichst faserreich, am besten vegetarisch, ernähren, sich viel bewegen, langes Sitzen vermeiden und Ihren Kreislauf öfter einmal in Schwung bringen.

Johanniskraut – neue Energie für die Seele

Die beruhigende, antidepressive, angstlösende, schlaffördernde und streßreduzierende Wirkung des Johanniskrauts macht diese Pflanze zu einem so ungewöhnlich faszinierenden Naturheilmittel. Die ausgleichenden Wirkungen auf die Psyche haben dem Johanniskraut auch die Anerkennung der Schulmedizin eingebracht.

Körper und Seele sind untrennbar miteinander verbunden

■ Ein ganzheitliches Heilmittel muß auf die Seele wirken, will es nicht nur oberflächliche Symptome kurieren, sondern zu einer wirklichen Heilung führen. Letztendlich hat eben nahezu jede Krankheit auch seelische Ursachen.
Bei den Beschwerden, die in diesem Kapitel beschrieben sind, steht der seelische Aspekt jedoch im Vordergrund. Man sollte aber immer im Auge behalten, daß auch ein ganzheitliches Mittel wie Johanniskraut die Seele nicht heilen kann, wenn sich der Mensch von seiner Seele getrennt sieht, wenn er nicht sein Verhalten, seine Einstellung zu seiner Krankheit und seine Gewohnheiten verändert.

Bitte beachten Sie

Johanniskraut unterdrückt Ihre Symptome nicht, aber es wird Ihnen eine enorme Hilfe dabei sein, Ihre seelischen Beschwerden in den Griff zu bekommen. Es ebnet Ihnen den Weg – aber gehen müssen Sie ihn selbst!
Leider scheuen sich viele Menschen, bei seelischen Problemen professionelle Hilfe bei einem Psychologen oder Psychiater zu suchen, obwohl sie schon bei kleineren körperlichen Beschwerden zum Arzt gehen. Seelische Probleme sind jedoch nicht weniger bedeutsam als körperliche. Versuchen Sie, Schwierigkeiten nicht zu verdrängen, sondern anzugehen und scheuen Sie sich nicht, dabei die Hilfe eines Therapeuten zu beanspruchen.

Ängste

Manche Ängste sind lebensnotwendig

Ängste hat jeder gesunde Mensch. Zu einem gewissen Grad sind sie sogar lebensnotwendig – sie warnen uns vor Gefahren. Die Fähigkeit des Menschen vorauszudenken, bringt es jedoch mit sich, daß wir auch vor Situationen Angst haben können, die sich nur in unserer Vorstellungswelt ab-

Johanniskraut – neue Energie für die Seele

spielen. Eine weitere menschliche Eigenschaft ist die ständige, auch unterbewußte, Suche nach Sinnzusammenhängen. Mitunter vermuten wir jedoch zwischen Dingen Zusammenhänge, zwischen denen sie nicht existieren – eine der Ursachen für Aberglauben und irrationale Ängste.

Irrationale Ängste können regelrechte Panik verursachen

Eine Angst wird dann zum Problem, wenn sie den Betroffenen behindert und keinem wirklichen Zweck dient. Die Angst vor Mäusen, Spinnen, Vögeln oder Dunkelheit sind Beispiele für solche Ängste.

Die Angst überwinden

Andere Ängste haben eine rationale Grundlage, beispielsweise die Angst vor Krankheiten, Unfällen oder Höhen. Diesen Ängsten ist besonders schwer beizukommen, weil sie zu einem gewissen Grad durchaus sinnvoll sind. Wenn sich jemand jedoch alle fünf Minuten die Hände wäscht, weil er Krankheitskeime fürchtet, ist die Angst nicht mehr zweckmäßig; sie hat sich selbständig gemacht. Oder jemand, der panische Angst vor einer Trennung von seinem Partner hat: er wird sich in unangemessener Weise an den Partner klammern und ihn damit unter Umständen erst dazu bewegen, die Beziehung abzubrechen.

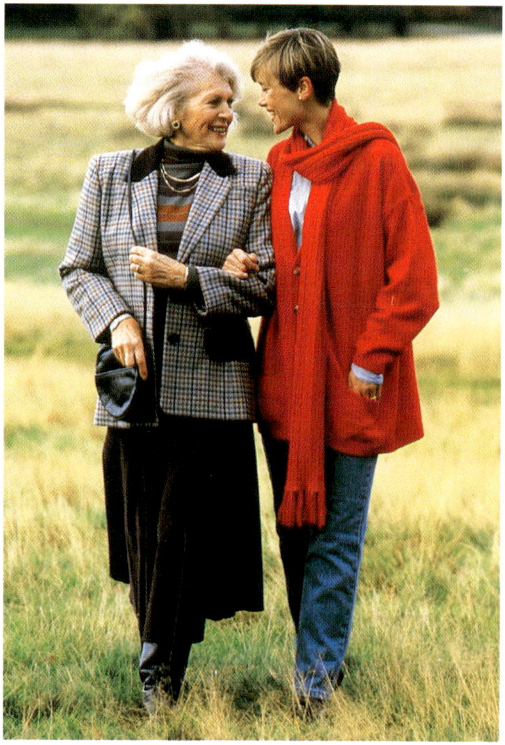

■ Wenn uns Ängste behindern, sollten wir mit aller Kraft versuchen, uns von ihnen zu lösen. Angst kann nämlich eines der größten Hindernisse bei der Entfaltung der Persönlichkeit werden.
Jede Angst, die man erlebt, bietet aber auch eine Möglichkeit, das eigene Unterbewußtsein und die eigene Persönlichkeitsstruktur zu erforschen.

Gespräche mit einem vertrauten Menschen verhelfen zu einer positiven Lebenseinstellung.

So hilft Johanniskraut

- *Beruhigungstee:* Trinken Sie morgens und abends 1 Tasse Tee mit viel Honig (Seite 31).
- *Elixier:* Nehmen Sie über den Tag verteilt 3mal 1 TL ein.
- *Blütenöl:* Geben Sie einige Tropfen Öl auf Zeige- und Mittelfinger, und reiben Sie es auf dem Bauch in Höhe des Solarplexus (drei Fingerbreit unterhalb des Brustbeines) ein.
- *Bach-Blüten* (Seite 87).

Kombination mit Bach-Blüten …

Die systematische Desensibilisierung

Nehmen wir als Beispiel die Angst vor Spinnen. Stellen Sie sich zunächst eine Spinne bildlich vor, nur eine ganz kleine, ganz weit weg, in einem Glaskasten. Nähern Sie sich ihr allmählich, berühren Sie sie in Ihrer Vorstellung. Gehen Sie immer dann einen Schritt weiter, wenn Sie in der aktuellen Situation keine Angst mehr spüren. Schließlich werden Sie in der Lage sein, auch in natura eine Spinne ohne Panik zu beobachten, zunächst aus der Entfernung. Allmählich können Sie immer näher kommen, bis Sie tatsächlich keine Angst mehr haben.
Diese Vorgehensweise läßt sich auf verschiedene Ängste anwenden – von entscheidender Bedeutung ist jedoch, daß Sie nicht beginnen, zu grübeln! Sie sollten die angstmachende Situation in Ihrer Vorstellung erleben!

Weitere Ratschläge

Eine Methode, seine Angst zu bekämpfen, ist die »systematische Desensibilisierung« (Kasten). Auch ätherische Öle können eine wertvolle Hilfe sein (Seite 88). Sie wirken entspannend auf Ihr Unterbewußtsein und lassen Sie Ursachen und Gründe Ihres Problems leichter erkennen.

… und Aromatherapie

Antriebslosigkeit

Antriebslosigkeit ist oft ein Zeichen von Depressionen (Seite 65), aber ein Mangel an körperlicher, seelischer oder geistiger Energie kann auch bei ausgeglichenen Menschen vorkommen. Diese »Trägheit« ist schwer zu bekämpfen. Menschen, die über viel Energie verfügen, haben dafür meist kein Verständnis; sie meinen, der »Faulpelz« müsse sich einfach einmal aufraffen – dabei sehen sie nicht, daß ja gerade das das Problem ist. Auch träge Menschen selbst erkennen dies oft nicht.

Mangel an Energie

So hilft Johanniskraut

- *Elixier:* Nehmen Sie morgens 1 EL Elixier ein.
- *Inhalation* (Seite 29).

● *Fußreflexzonenmassage:* Gönnen Sie sich möglichst oft diese anregende Massage (Seite 75).

Weitere Ratschläge

Um Antriebslosigkeit und Trägheit zu überwinden, ist es nicht notwendig zu »kämpfen«. Aktivieren Sie sich in kleinen Schritten, verlangen Sie nicht zuviel von sich, sondern steigern Sie Ihre Aktivitäten lustvoll, aber unbedingt regelmäßig. Nehmen Sie sich beispielsweise vor, jeden Abend fünf Minuten spazierenzugehen. Sie werden feststellen, daß Ihre Willenskraft wie ein Muskel geübt werden kann und jedes kleine Überwinden der Trägheit eine Belohnung birgt.

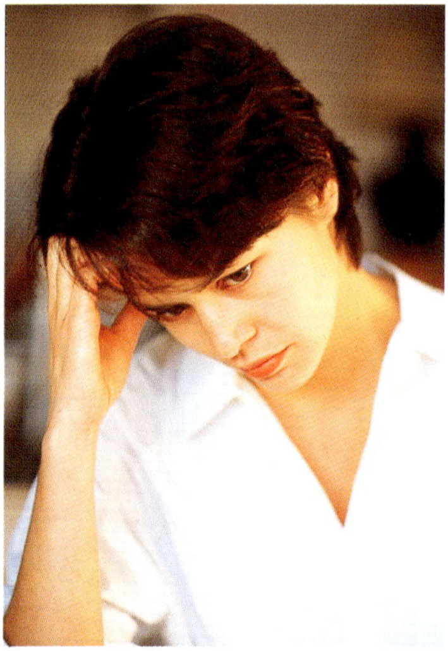

Aus der Antriebslosigkeit können Sie sich in kleinen Schritten lösen.

Bettnässen

Psychische Ursachen

Etwa 10 % aller Kinder, die bereits von selbst auf die Toilette gingen, werden zu »Bettnässern«. Organische Ursachen sind dabei selten, verantwortlich sind in der Regel familiäre Probleme (zum Beispiel ein neues Geschwister) oder Streß.

So hilft Johanniskraut

Johanniskraut heilt natürlich nicht die Ursachen des Bettnässens, es hilft aber, Ängste, Spannungen und Nervosität abzubauen.

● *Beruhigungstee:* Geben Sie Ihrem Kind jeden Abend 1 Tasse zu trinken (Seite 31). Am besten ist es, wenn Sie mitmachen – dann entsteht bei Ihrem Kind nicht der Eindruck, daß es »unnormal« ist und besonders behandelt wird.

Weitere Ratschläge

Hilfe durch Therapeuten

Natürlich ist es vorrangig, die Ursachen zu klären und zu beseitigen. Scheuen Sie sich nicht, professionelle Hilfe zu suchen. Gerade wenn es um ihre Kinder geht, sollten Eltern nicht aus falscher Scham die Probleme verdrängen – nicht selten sind die scheinbaren Probleme des Kindes Probleme der Familie.

Depressive Verstimmungen

Das Wort Depression kommt aus dem Lateinischen: *deprimere* bedeutet herabdrücken. Das beschreibt genau das Gefühl, das betroffene Menschen haben, wenn sie sich so traurig fühlen, daß sie sich kaum noch zu etwas aufraffen können.

Es gibt verschiedene Formen von Depressionen

Wahrscheinlich kennt jeder Mensch Zeiten, in denen er »bedrückt« ist: Durch die Lebensumstände, durch den Verlust eines Menschen oder durch eine Krankheit.

Depressionen sind nicht immer Folge von äußeren Ereignissen. Bestimmte Formen beruhen auf einem (wahrscheinlich) angeborenen Ungleichgewicht im Neurotransmitterhaushalt – bei diesen Depressionen sind manchmal Psychopharmaka tatsächlich angezeigt.

Veränderungen im Hormonspiegel, beispielsweise nach einer Geburt oder in den Wechseljahren, können ebenfalls starke, nicht mehr allein mit Johanniskraut in den Griff zu bekommende Depressionen auslösen. Bei diesen Depressionsformen ist Johanniskraut jedoch eine sinnvolle Unterstützung der ärztlichen und psychotherapeutischen Behandlung.

So hilft Johanniskraut

Bei Winterdepressionen

Am effektivsten wirkt Johanniskraut bei saisonal bedingten Depressionen (Winterdepression), depressiven Verstimmungen und bei leichteren Wechseljahrsdepressionen.

- *Die 4-Wochen-Kur:* Es dauert etwa zwei Wochen, bis Johanniskraut seine antidepressiven

Sind Sie depressiv?

Je mehr der folgenden Fragen Sie mit »Ja« beantworten müssen, desto größer ist die Wahrscheinlichkeit, daß Sie unter einer Depression leiden oder anfällig dafür sind. Wenn Sie mehr als drei Fragen bejahen, sollten Sie es einmal mit einer Johanniskraut-Kur probieren (Seite 76). Wenn Sie mehr als fünf Fragen positiv beantworten, sollten Sie professionelle Unterstützung in Anspruch nehmen. Dieser kurze Test ersetzt aber selbstverständlich keine psychologische Diagnose.

1. Sind Sie oft traurig?
2. Fühlen Sie sich oft hilflos?
3. Haben Sie häufig Schuldgefühle?
4. Haben Sie das Gefühl, im Leben zu versagen?
5. Haben Sie wenig Interesse an anderen Menschen?
6. Reagieren Sie oft gereizt?
7. Haben Sie in den letzten Monaten unfreiwillig mehr als 5 Kilo abgenommen?
8. Schlafen Sie schlecht?
9. Haben Sie wenig Interesse an Sex?

Johanniskraut – neue Energie für die Seele

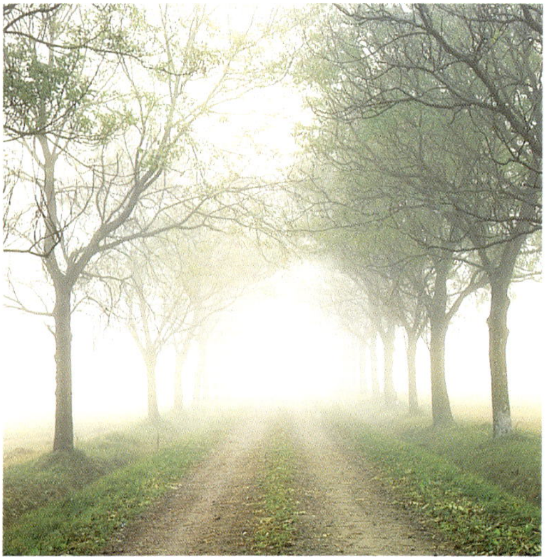

In der trüben Jahreszeit geraten viele Menschen in schwermütige Stimmungen.

Wirkungen voll entfaltet. Mit der Johanniskraut-Kur (Seite 76) können Sie leichtere Depressionen in den Griff bekommen. Bei depressiven Verstimmungen in den Wechseljahren und akuten depressiven Verstimmungen können Sie natürlich sofort mit der Kur beginnen und müssen nicht die idealen Anfangstermine abwarten.

- *Fußreflexzonenmassage* (Seite 75).
- *Bauchmassage* (Seite 74).
- *Fertigpräparate:* Bei depressiven Verstimmungen sind käufliche Johanniskrautpräparate (Apotheke) durchaus empfehlenswert, da sie auf den wichtigsten antidepressiven Wirkstoff standardisiert sind (Dosierung Seite 25).
- *Bach-Blüten* (Seite 87).
- *Aromatherapie* (Seite 88).
- *Gewürzheilkunde* (Seite 90).

Weitere Ratschläge

Depressionen sind kein Ausdruck einer Charakterschwäche oder eines schwachen Willens – ein seelisches Tief wird nicht überwunden, indem man sich »zusammenreißt«. Wenn Sie in eine depressive Verstimmung geraten, sollten Sie wissen: Auch wenn es Ihnen in diesem Moment kaum glaublich scheint – es gibt keine Depression als Dauerzustand. Ihr Unterbewußtsein bemüht sich (auch wenn Sie davon erst einmal nichts bemerken), wieder einen angenehmeren Zustand herzustellen. Bei schwereren Depressionen sollten Sie sich aber

Vertrauen Sie auf Ihr Unterbewußtsein

Ein Wort zu Psychopharmaka

Leider haben diese Mittel oft starke Nebenwirkungen. Bei einigen Formen der Depression sind sie dennoch unverzichtbar – allerdings nur unter ständiger ärztlicher Kontrolle und mit begleitender Psychotherapie: Psychopharmakabehandlung ohne Psychotherapie ist ein ärztlicher Kunstfehler! Nehmen Sie keinesfalls auf eigene Faust Psychopharmaka zu sich, und lassen Sie sich auch keine vom Hausarzt verschreiben!

nicht scheuen, einen Psychologen oder Facharzt aufzusuchen; eine Depression kann mit fachkundiger Hilfe schneller und besser überwunden werden.

Erschöpfung

Chronische Müdigkeit kann ein Zeichen für unterschwellige Krankheiten, Pilzerkrankungen, Depressionen (Seite 65), aber auch Mangelernährung sein. Falls eine ständige Überforderung die Erschöpfung verursacht, ist die beste Behandlung wohl jedem klar.

So hilft Johanniskraut

Akupressur für einen kurzfristigen Energieschub

- *Elixier:* Nehmen Sie morgens und abends 1 TL ein.
- *Fußreflexzonenmassage* (Seite 75).
- *Akupressur* (Seite 74).
- *Inhalation* (Seite 29).
- *Aromatherapie* (Seite 88).

Weitere Ratschläge

Gerade hier ist die chinesische Atem- und Bewegungstherapie Qi Gong zu empfehlen (Seite 35). Versuchen Sie, möglichst tief in den Bauch zu atmen. Eine tiefe Atmung bringt mehr Sauerstoff und mehr Energie!

Konzentrations- und Gedächtnisschwäche

Wenn die Gedanken hektisch hin- und herspringen, wenn Probleme die Aufmerksamkeit immer wieder auf sich ziehen, wenn der gesamte Organismus zu stark, aber auch wenn er zu schwach erregt ist, fallen Gedächtnisleistungen und Konzentration oft schwer.

So hilft Johanniskraut

- *Beruhigungstee:* Trinken Sie morgens und am frühen Nachmittag 1 Tasse (Seite 31).
- *Elixier:* Nehmen Sie, wann immer Sie spüren, daß Sie sich nicht richtig konzentrieren können, ein kleines Glas Wasser mit einigen Tropfen Elixier ein.
- *Fußreflexzonenmassage* (Seite 75).

Zur besseren Aufnahme von Mineralstoffen und Vitaminen

Weitere Ratschläge

Gedächtnis und Konzentration können wie Muskeln trainiert werden! Machen Sie öfter am Tag kleinere Gedächtnisübungen, ohne daß Sie sich zwingen. Sehr bewährt haben sich auch Meditationsformen wie Qi Gong, Tai Ji, aber auch das Autogene Training (Seite 35).

Kopfschmerzen

Jeder Mensch leidet gelegentlich unter Kopfweh

Wie Fieber ist auch Kopfweh keine Erkrankung, sondern ein unangenehmes Symptom. Kopfschmerzen können durch Infektionskrankheiten, Entzündungen oder Vergiftungen (Nikotin!) ausgelöst werden, häufiger sind sie jedoch die Folge muskulärer und psychischer Spannungen.
Bei chronischen Kopfschmerzen sollten Sie mögliche organische Ursachen (zum Beispiel Bluthochdruck, Seite 56) vom Arzt abklären lassen.

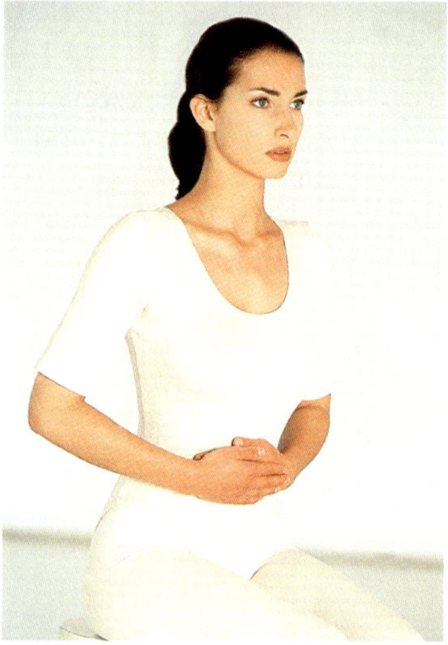

Der Atem ist der »Energielieferant«, den Sie mit Übungen aktivieren können.

So hilft Johanniskraut

- *Beruhigungstee:* Trinken Sie jeden Morgen 1 Tasse mit Honig (Seite 31) – aber regelmäßig. Es hilft nichts, wenn Sie den Tee erst dann trinken, wenn Sie bereits Kopfschmerzen haben!
- *Bauchmassage* (Seite 74).
- *Akupressur:* Massieren Sie schon bei den ersten Anzeichen von Kopfschmerzen die Akupunkte an den äußeren Augenwinkeln und in der Stirnmitte (Seite 74).

Weitere Ratschläge

Um Kopfschmerzen vorzubeugen, sollten Sie für viel frische Luft und ausreichend Bewegung sorgen. Auch Entspannungsübungen sind zu empfehlen (Seite 35).
Wenn Sie häufig unter Kopfschmerzen leiden und viel rauchen, sollten Sie bedenken, daß Nikotin die Blutgefäße im Gehirn verengt und Kopfschmerzen direkt auslösen kann. Überlegen Sie auch, warum Sie rauchen: Nicht selten ist Rauchen das Symptom psychischer Spannungen. Wenn Sie sich aus der Abhängigkeit (Seite 71) lösen, verschwinden möglicherweise auch die Kopfschmerzen.

Nervosität

Fast eine »Zivilisationskrankheit«

Nervosität ist ein weitverbreitetes Leiden in unserer Zeit und unserer Kultur. Allerdings ist es keine Krankheit, sondern ein seelischer Zustand, gekennzeichnet durch Übererregbarkeit, Gereiztheit, Unruhe, Schlafstörungen (Seite 70) oder geistige, seelische und körperliche Verspannungen.
Eine Ursache liegt in der Überflutung mit Reizen. Wo man geht und steht, überall dringen Botschaften und Nachrichten, Geräusche und Musik, Bilder und Töne auf uns ein – eine solche Flut, daß wir sie unmöglich angemessen verarbeiten können. Wir müssen Informationen filtern, um nicht in Verwirrung zu geraten. Das Problem dabei ist, nicht zuviel auszusondern und nicht ins andere Extrem, völlige Gleichgültigkeit und Apathie, zu fallen.
Ein weiterer Auslöser ist psychologischer Art: Der Leistungsdruck und die damit verbundenen Versagensängste führen bei den Betroffenen dazu, daß sie mehr geben wollen, als gut für sie wäre. Doch häufig wird damit das erstrebte Ziel der maximalen Leistungsfähigkeit verfehlt, und die Ängste (Seite 61) und Anstrengungen bewirken das Gegenteil.

So hilft Johanniskraut

Johanniskraut paßt die »Wahrnehmungsfilter« der Umweltsituation an

- *Beruhigungstee:* Trinken Sie regelmäßig mehrere Wochen lang morgens, mittags und abends 1 Tasse mit viel Honig (Seite 31).
- *Bauchmassage* (Seite 74).
- *Aromatherapie* (Seite 88).
- *Kräutermedizin* (Seite 92).

Weitere Ratschläge

Um die Nervosität auf Dauer auflösen zu können, ist es nötig, sich den eigenen Beitrag bewußt zu machen und sich zu fragen, welche Dinge einem wichtig sind. Als Entspannungsübungen sind Tai Ji oder Qi Gong geeignet (Seite 35).

Potenzstörungen

Körper, Seele und Geist sind eine Einheit

Über 90 % aller Potenzstörungen haben keine organische Ursache. Das ist nicht weiter verwunderlich, da sich ja der größte Teil unserer Sexualität »im Kopf« abspielt. Der Zeitgeist spielt sicher auch eine gewisse Rolle, da Leistungsdruck und Jugendlichkeitswahn nicht vor den Schlafzimmern haltgemacht haben. Auf jeden Fall sollte eine Potenzstörung vom Facharzt (Androloge, Urologe) untersucht werden.

So hilft Johanniskraut

Johanniskraut kann wie ein Aphrodisiakum wirken

- *Elixier:* Nehmen Sie nachmittags und abends 1 EL ein.
- *Blütenöl:* Geben Sie einige Tropfen Öl auf Zeige- und Mittelfinger, und reiben Sie es auf dem Unterbauch drei Fingerbreit unterhalb des Bauchnabels ein.
- *Bauchmassage* (Seite 74).

Weitere Ratschläge

Nicht selten ist einfach die »Routine« in der Sexualität die Ursache für eine Impotenz. Lust, Freude, Neugier und Erregung vertragen sich schlecht mit eingefahrenen Gewohnheiten. Viele Menschen in den »mittleren Jahren« suchen daher das Neue in einem »Seitensprung«. Die Routine schleicht sich aber auch dabei schnell ein, wenn sich nicht etwas Wesentlicheres verändert – und das gelingt häufig eher mit einem vertrauten Partner.

Schlafstörungen

Schlaf brauchen wir so nötig wie die Nahrung – Schlafentzug führt schneller zum Tod als Nahrungsentzug! Chronische Schlafstörungen sollten Sie keinesfalls über längere Zeit hinweg mit pharmazeutischen Schlafmitteln bekämpfen, die auf Dauer Leber und Nieren schädigen, zu Abhängigkeit führen können und die Ursachen ohnehin nicht heilen.

Schlaf ist wichtig für die Gesundheit

So hilft Johanniskraut

- *Beruhigungstee:* Trinken Sie abends, 1/2 Stunde vor dem Schlafengehen, 1 Tasse mit viel Honig (Seite 31). Besonders zu empfehlen sind Kombinationen von Johanniskraut mit Hopfen (Seite 92) oder mit Baldrian (Seite 24 und 92).

Weitere Ratschläge

Etwas Bewegung vor dem Schlafengehen, beispielsweise ein

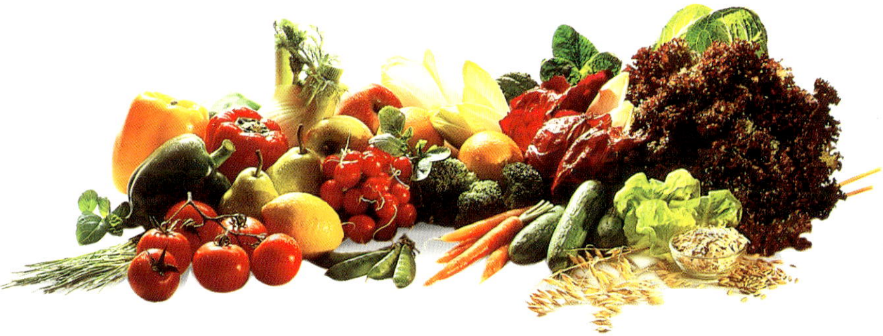

Eine ausgewogene Ernährung trägt zum gesunden Schlaf bei.

kleiner Spaziergang, fördert den Schlaf. Vermeiden Sie fettes Essen – besonders am Abend. Um die Schlaflosigkeit zu überwinden, ist es aber unerläßlich, die zugrundeliegenden seelischen Belastungen zu klären.

Sucht

Wenn wir das Wort »Sucht« hören, denken wir in erster Linie an Rauschmittel und die körperliche Abhängigkeit von Heroin, Alkohol, Nikotin und Beruhigungsmitteln. Psychisch abhängig können wir aber von allem werden, was uns Lustgewinn verschafft: von Drogen wie Haschisch, von Schokolade, Kaffee, Glücksspielen, Sex, bestimmten Verhaltensweisen oder Menschen. Kein Rauschmittel und keine Tätigkeit führen automatisch zur Sucht.

Die Ursache der Abhängigkeit

Die Abhängigkeit spielt sich vorwiegend auf seelischer Ebene ab und ist stets Ausdruck eines Mangels – meistens an Liebe und Zuwendung. Eine Lösung von Abhängigkeiten kann daher niemals über Verbote oder Ängste führen, sondern nur darüber, sich zunächst die eigene Abhängigkeit bewußt zu machen, und sie dann durch sinnvollere Verhaltensweisen zu ersetzen.

So hilft Johanniskraut

Wichtig für Alkoholabhängige

Achtung: Bei Alkoholismus sollten Sie weder das Elixier, noch die Tinktur innerlich anwenden!

- *Beruhigungstee:* Trinken Sie regelmäßig 3 bis 5 Tassen Tee über den Tag verteilt (Seite 31).
- *Bauchmassage* (Seite 74).

Weitere Ratschläge

Bei der Entwöhnung ist es das wichtigste, die ersten Tage zu überstehen. Besonders bei Stoffen wie Alkohol oder Nikotin ist der Körper dermaßen an die ständige Zufuhr gewöhnt, daß es beim Absetzen zu mehr oder weniger starken Entziehungserscheinungen kommt.

Tips für die Entwöhnung

- Beginnen Sie mit einer eintägigen Alkohol- oder Zigarettenpause. An diesen Tagen reinigt sich der Körper ganz besonders stark von Giften.
- Reduzieren Sie an den folgenden 14 Tagen den Genußmittelkonsum schrittweise.
- Danach nehmen Sie das letzte Mal bewußt Abschied von Ihrer alten, ungeliebten Gewohnheit. Wenn Sie sich nicht selbständig von Ihrer Abhängigkeit befreien können, sollten Sie sich überwinden, Kontakt mit einer der vielen Selbsthilfegruppen aufzunehmen.

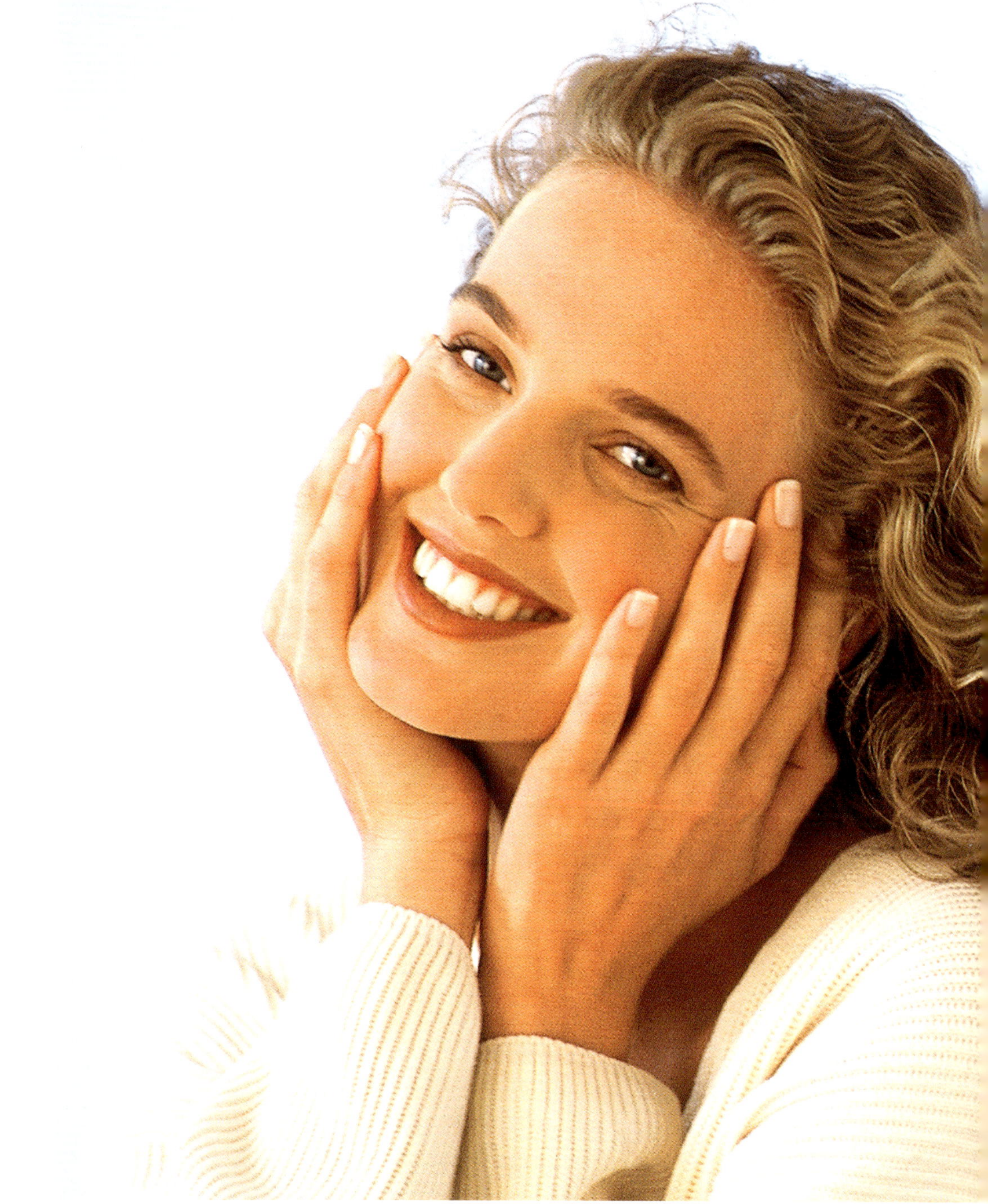

Anwendungen mit Johanniskraut & Co.

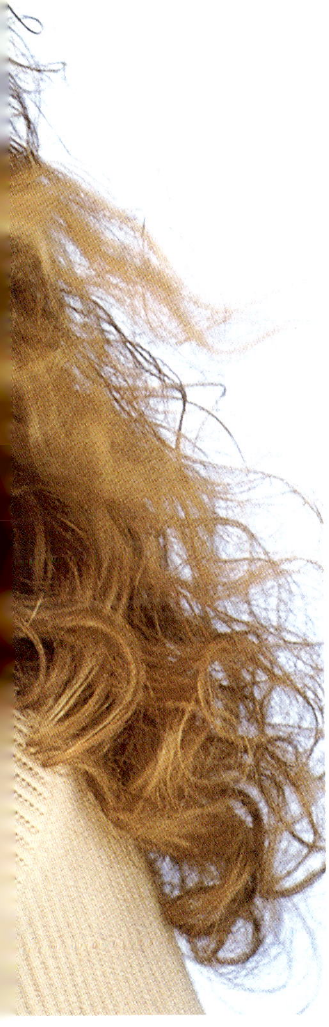

Johanniskraut hilft gegen viele Beschwerden – aber noch besser ist es natürlich vorzubeugen. Ein- oder zweimal im Jahr sollten Sie sich eine Johanniskraut-Kur gönnen, die Ihren Körper und Ihre Seele fit für den Alltag macht. Auch Massagen mit Johanniskrautöl sind ein wunderbares Mittel, um Energie und Lebensfreude zu aktivieren. Mit Johanniskraut können Sie aber auch für eine schöne Haut, für glänzende Haare und für die »Leuchtkraft« Ihrer Augen viel tun.
Außerdem stellen wir Ihnen in diesem Kapitel einige sinnvolle Ergänzungen der Behandlung mit Johanniskraut vor: Die Bach-Blütentherapie, die Aromatherapie sowie das traditionsreiche Heilen mit Kräutern und Gewürzen.

Massagen mit Johanniskrautöl

Massageöl mit Johanniskraut

Die Massage ist wohl die älteste Form der Be-Handlung – alle Kulturen und alle Zeiten kannten Massagetechniken für Gesundheit und Wohlbefinden. Bei allen drei Massagetechniken, die wir Ihnen hier vorstellen, setzen Sie Johanniskraut-Blütenöl ein. Die Wirkstoffe des Öls dringen in die Haut ein und verbessern die »Leitfähigkeit« der energetischen Bahnen, die die Massage anregt.

▶ Das Blütenöl wird für die Massagen nicht pur eingesetzt, sondern im Verhältnis 1:1 mit Avocadoöl vermischt.

Akupressur

Die Akupunktur bedarf vieler Erfahrung

Die chinesische Medizin kennt ein kompliziertes System von Energiebahnen, die den Körper durchziehen. Die Stimulation bestimmter Punkte, die auf diesen Bahnen (»Meridianen«) liegen, kann das Energiesystem wieder ins Gleichgewicht bringen und damit Krankheiten behandeln. Die Akupunktur verwendet zur Stimulation dieser Punkte Nadeln; viele Punkte können aber auch durch Fingerdruck aktiviert werden.

▶ Tauchen Sie Ihren Zeigefinger in das Massageöl, und drücken Sie dann die Druckpunkte jeweils 10 bis 20 Sekunden lang. Hilfreiche Druckpunkte bei

- *Müdigkeit:* Mittelpunkte zwischen Schultergelenk und Hals,
- *Kopfschmerzen:* 1 cm neben den äußeren Augenwinkeln; Stirnmitte, 1 cm über der Nasenwurzel,
- *Durchfall:* 4 bis 5 cm oberhalb der Kniescheiben,
- *Verstopfung:* Oberseite der Arme auf Höhe der Ellbogen,
- *Übergewicht:* Mittelpunkt zwischen Oberlippe und Nase.

Bauchmassage

Die Bauchmassage ist eine »spirituelle« Massage, die sich nicht nur auf die Verdauungsorgane, sondern vor allem auf den seelischen Zustand auswirkt. Sie beruhigt, löst seelische Spannungen, setzt Energien frei und führt Sie zu Ihrer Mitte.

Die Technik der »36 Kreise«

▶ Bevor Sie mit der Massage beginnen, reiben Sie Ihre Hände eine Minute lang aneinander, um sie zu erwärmen und den Energiefluß zu verbessern.

- Geben Sie 1 EL Johanniskraut-Massageöl (Seite 74) in Ihre Hand, wärmen Sie es an, und verteilen Sie das Öl dann auf der Bauchdecke.
- Legen Sie Ihre rechte Hand auf den Unterbauch. Ziehen Sie nun mit der linken flachen Hand 36 Kreise im Uhrzeigersinn um den Bauchnabel, wobei Sie mit großen Kreisen beginnen und dann die Kreise immer kleiner werden lassen.
- Legen Sie nun die linke Hand auf den Unterbauch, und wiederholen Sie die 36 Kreisbewegungen mit der rechten flachen Hand.

Fußreflexzonenmassage

Die Fußreflexzonenmassage wurde in der ersten Hälfte des 20. Jahrhunderts von dem amerikanischen Arzt Dr. Fitzgerald und von Eunice Ingham entwickelt. Sie fanden heraus, daß sich alle Organe des Körpers in »Reflexzonen« der Füße widerspiegeln (siehe Grafik). Schmerzhafte Stellen an den Füßen weisen auf Belastungen oder Krankheiten bestimmter Organe hin – und durch die Massage der Reflexzonen lassen sich die Organe sogar behandeln!

▶ Eine gezielte Fußreflexzonenbehandlung sollte nur ein erfahrener Therapeut durchführen, aber eine allgemein harmonisierende Massage können Sie leicht selbst durchführen:

- Waschen Sie die Füße mit warmem Wasser, und trocknen Sie sie ab.
- Setzen Sie sich bequem hin, und nehmen Sie den linken Fuß in die linke Hand.
- Verteilen Sie etwas Massageöl (Seite 74) auf der Fußsohle.
- Massieren Sie mit dem rechten Daumen die gesamte Fußsohle. Tauchen Sie zwischendurch Ihren Daumen immer wieder in das Öl.
- Wechseln Sie nach 5 bis 10 Minuten die Seite, und massieren Sie den rechten Fuß.
- Gönnen Sie sich nach der Massage 15 Minuten Ruhe.

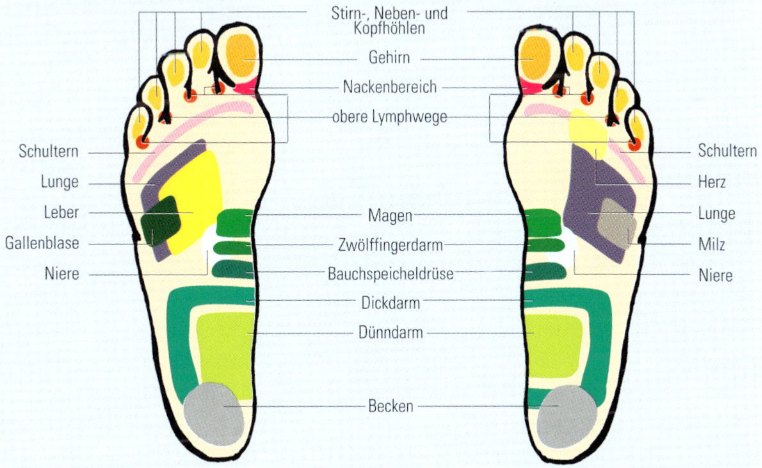

Die 4-Wochen-Kur mit Johanniskraut

Für Gesundheit und Ausgeglichenheit

Mit einer vierwöchigen Johanniskraut-Kur können Sie Ihr Immunsystem, Ihren Kreislauf, Ihr Herz, Ihre Verdauung, Ihr Hormonsystem und vor allem auch Ihre Seele in ein besseres Gleichgewicht bringen. Deshalb sollten Sie, auch – oder gerade – wenn Sie nicht unter akuten Beschwerden leiden, die Kur ein- oder besser zweimal im Jahr durchführen.

Von besonderer Bedeutung ist die Johanniskraut-Kur für Menschen, die im Winter vermehrt unter depressiven Verstimmungen leiden – oft vermittelt die Kur den Betroffenen ein völlig neues Lebensgefühl!

Wenn Sie die Kur einmal jährlich durchführen, ist der beste Zeitpunkt, um damit zu beginnen, Mitte Oktober bis Mitte November. Wollen Sie die Kur zweimal jährlich machen, sind die idealen Termine Anfang Oktober und Anfang März.

Bitte beachten Sie

Während der Johanniskraut-Kur sowie eine Woche danach sollten Sie sich möglichst nicht übermäßig starker Sonnenstrahlung aussetzen. Wenn Sie also im Winter in sonnige Gefilde flüchten, oder zum Skifahren ins Hochgebirge gehen, sollten Sie Ihre Haut durch Sonnencremes mit hohem Lichtschutzfaktor (mindestens 8) schützen.

Sanfte Umstimmung

Im Mittelpunkt der Kur steht natürlich das Johanniskraut. Während dieser Zeit sollen jedoch alle Faktoren, die dem Zusammenspiel von Körper, Seele und Geist förderlich sind und die die Wirkungen des Johanniskrauts am besten zur Geltung bringen, berücksichtigt werden. Das betrifft vor allem die Ernährung, Denk- und Verhaltensgewohnheiten sowie die Atmung. Die Johanniskraut-Kur ist eine sanfte Anwendung, auch ältere oder geschwächte Menschen können sie durchführen.

Geeignet für viele

Wenn Sie sich körperlich oder seelisch sehr schwach fühlen, sollten Sie jedoch vorsichtshalber Ihren Arzt zu Rate ziehen und gegebenenfalls Teile der Kur darauf abstimmen.

Bitte halten Sie sich in jedem Fall an den grundlegenden Ablauf – auch wenn Sie sich fit fühlen, sind die Einstimmungs- und die Ausklangs-Woche wichtig. Der langsame Wechsel ist nicht nur schonender, sondern bewirkt erfahrungsgemäß auch tiefere Veränderungen als ein abruptes Vorgehen.

■ Die wichtigste Regel für die gesamte Kur lautet: Tun Sie nichts, bei dem Sie sich absolut nicht wohlfühlen – hören Sie auf Ihren Körper!

1. Woche: Einstimmung

Die erste Kurwoche bringt einfache Veränderungen mit sich, die Sie leicht in Ihren Alltag integrieren können. Sie beginnen schrittweise etwas weniger zu sich zu nehmen; vor allem achten Sie darauf, regelmäßig und bewußt zu essen.

Schrittweise Veränderungen

- Meiden Sie fettreiche Speisen und starke Gewürze, und essen Sie möglichst wenig Fleisch.
- Reduzieren Sie Ihren Genußmittelkonsum (Alkohol, Nikotin, Kaffee, Süßigkeiten), aber versuchen Sie nicht, sofort alles ganz und gar aufzugeben. Das wäre nicht nur besonders schwierig, sondern würde auch Körper und Seele stark belasten.

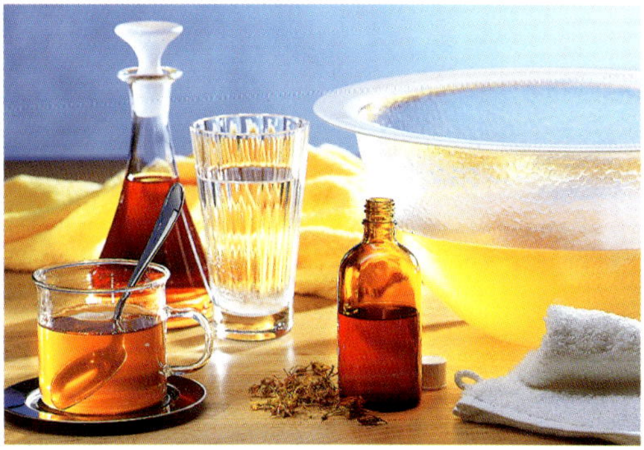

- Natürlich beginnen Sie in dieser Woche auch mit den Johanniskraut-Anwendungen (Übersicht Seite 80). Wenn Sie es noch nicht getan haben, sollten Sie jetzt einen Allergietest vornehmen, um zu überprüfen, ob Sie Johanniskraut gut vertragen (Seite 36).

Für die Kur benötigen Sie nur wenige Utensilien.

2. Woche: Entspannen und entschlacken

Die zweite Kurwoche ist für die meisten Menschen am anstrengendsten, da sie einen Fastentag beinhaltet. Das Thema dieser Woche ist »Reinigung« – die Reinigung von Darm, Atmung und Gedanken.

- In dieser Woche sollten Sie auf Alkohol und Nikotin, Kaffee und Süßigkeiten ganz verzichten.
- Gönnen Sie sich Ruhe, nehmen Sie sich viel Zeit zu entspannen. Lassen Sie Fernseher

Auf Genußmittel verzichten

Die 4-Wochen-Kur mit Johanniskraut

und Radio ausgeschaltet, verzichten Sie in dieser Woche möglichst auch auf die Zeitungslektüre, auf Parties und Geselligkeiten.
Tun Sie nichts, um sich abzulenken, sondern nur Dinge, die Sie wirklich genießen und auf die Sie sich konzentrieren können – zum Beispiel schöne, ruhige Musik hören oder ein gutes Buch lesen.

Regelmäßig spazierengehen

- Machen Sie täglich mindestens drei bis fünf kurze (maximal 10 Minuten dauernde) Spaziergänge, und achten Sie dabei auf Ihre Atmung.
- Trinken Sie Mineralwasser oder Früchtetee – achten Sie dabei darauf, täglich mindestens zwei Liter zu trinken!
- In den ersten beiden Tagen dieser Woche nehmen Sie als Mahlzeiten nur frisches Obst und Gemüse, Joghurt und Müsli zu sich.
- Der dritte Tag ist ein reiner Obsttag: Zwei Äpfel und zwei Bananen sind alles, was Sie an diesem Tag essen sollten.

Einen Tag lang fasten

- Der vierte Tag fällt Ihnen vielleicht ein wenig schwer, denn an diesem Tag sollten Sie fasten. Wenn Sie körperlich keine größeren Probleme haben, empfehlen wir – sofern Sie damit vertraut sind – einen Einlauf zur Darmreinigung. Gönnen Sie sich an diesem Tag besonders viel Ruhe, aber führen Sie dennoch Ihre Spaziergänge durch.

Spezielle Kuranwendungen: so wird's gemacht

Kalte Waschungen mit Johanniskrautwasser

Geben Sie 1 TL Johanniskraut-Tinktur und 1 Tasse Johanniskraut-Tee in 1 l kaltes Wasser. Tauchen Sie einen Waschlappen in das Wasser, und führen Sie ihn in schnellen Zügen über Ihren Körper. Beginnen Sie mit den Armen, dann folgen die Beine und schließlich Ober- und Unterleib. Tauchen Sie dabei den Waschlappen immer wieder in das Johanniskrautwasser. Die gesamte Waschung sollte nicht länger als 1 bis 2 Minuten dauern. Danach nicht abtrocknen, sondern gleich anziehen beziehungsweise ins Bett legen.

Johanniskraut-Inhalation

Geben Sie 1 EL Johanniskraut-Elixier, 1 TL Meersalz sowie 1 EL Johanniskraut-Blüten (oder ganzes Kraut) in eine Schale. Erhitzen Sie 1 l Wasser, und gießen Sie das Wasser in die Schale. Beugen Sie sich über die Schale, und inhalieren Sie 2 bis 5 Minuten lang die aufsteigenden Dämpfe.
Brechen Sie die Inhalation ab, wenn es Ihnen unangenehm wird. Um die Wirkung der Inhalation zu verstärken, legen Sie sich ein Handtuch über den Kopf.

● Am fünften Tag ist das Schlimmste schon wieder überstanden. Sie beginnen an diesem Tag mit Obst und nehmen an den nächsten beiden Tagen auch wieder Joghurt, Müsli und Gemüse zu sich.

3. Woche: Beleben und aktivieren

In der dritten Kurwoche geht es darum, den gereinigten Organismus wieder in Schwung zu bringen.

Langsamer Übergang zum Alltag

Nach der Fastenwoche fühlen sich die meisten Menschen ohnehin lebendiger und aktiver als sonst. Sie wollen aber sicherlich, daß dieses angenehme Gefühl vorhält – und deshalb sollten Sie Ihre Aktivität in die richtige Richtung lenken und sie unterstützen.

● Essen Sie in dieser Woche weiterhin wenig, verzichten Sie auf Fleisch und Genußmittel, und öffnen Sie Ihre Sinne nicht sofort wieder der Informationsflut aus Fernsehen und Radio.

● Ihre täglichen Spaziergänge sollten Sie beibehalten. In dieser Woche reicht es, wenn Sie zwei- bis dreimal gehen, aber es sollten jeweils mindestens 30 Minuten sein. Gehen Sie zügig und achten Sie darauf, Ihren Atem frei und tief fließen zu lassen.

4. Woche: Ausklang

In der letzten Woche kehren Sie wieder in Ihren normalen Alltag zurück – der allerdings nun anders aussieht als zuvor. In dieser Woche geht es vor allem darum, das, was Sie in der Kur erfahren und gelernt haben, mit in Ihren Alltag zu nehmen. In den vergangenen drei Wochen haben Sie einige Gewohnheiten verändert; manche davon werden Sie vielleicht beibehalten, andere haben Ihnen vielleicht für kurze Zeit gutgetan, aber Sie möchten oder können sie nicht ständig aufrechterhalten. Umgekehrt wollen Sie vielleicht einige Gewohnheiten aus der Zeit vor der Kur nicht wieder aufnehmen, beispielsweise übermäßigen Nikotin- oder Fleischkonsum.

Sich selbst beobachten

● Beobachten Sie in dieser Woche, was Ihnen guttut und was nicht – so werden Sie nicht unwillkürlich in alte, unerwünschte Verhaltensmuster zurückfallen. In dieser Woche sollten Sie sich auch wieder (zumindest für ein bis zwei Wochen) allmählich vom Johanniskraut trennen – nicht weil es Ihnen sonst schaden könnte, sondern damit Sie sich davon überzeugen können, daß Ihnen Johanniskraut geholfen hat, aber daß Sie es nun auch ohne schaffen!

Die Johanniskraut-Anwendungen während der 4-Wochen-Kur

In der ersten Woche

Morgens	1 Tasse Johanniskraut-Herztee (Seite 31), 1 EL Johanniskraut-Elixier (pur)
Mittags	1 Tasse Johanniskraut-Verdauungstee (Seite 31) zum Essen
Abends	1 Tasse Johanniskraut-Beruhigungstee (Seite 31)
1., 4. und 7. Tag	Kalte Waschungen mit Johanniskrautwasser (Seite 78)

In der zweiten Woche

Morgens	1 Tasse Johanniskraut-Herztee (Seite 31), 1 EL Johanniskraut-Elixier (pur), kalte Waschungen mit Johanniskrautwasser (Seite 78)
Mittags	2 Tassen Johanniskraut-Verdauungstee (Seite 31), 1 TL Johanniskraut-Pulver in 1 Glas Wasser (oder Johanniskrautkapseln, etwa 0,2 mg Hypericin)
Abends	1 Tasse Johanniskraut-Beruhigungstee (Seite 31), 1 TL Johanniskraut-Elixier mit 1 TL Johanniskraut-Pulver in 1 Glas Wasser (oder Johanniskrautkapseln, etwa 0,2 mg Hypericin), kalte Waschungen mit Johanniskrautwasser (Seite 78)
Täglich, sooft es guttut	Bauchmassage mit Johanniskrautöl (Seite 74)
Jeden 2. Tag	Johanniskraut-Inhalation (Seite 78)

In der dritten Woche

Morgens	1 Tasse Johanniskraut-Herztee (Seite 31), 1 EL Johanniskraut-Elixier (pur),kalte Waschungen mit Johanniskrautwasser
Mittags	2 Tassen Johanniskraut-Verdauungstee (Seite 31), 1 TL Johanniskraut-Elixier mit 1 TL Johanniskraut-Pulver in 1 Glas Wasser (oder Johanniskrautkapseln, etwa 0,2 mg Hypericin)
Abends	1 Tasse Johanniskraut-Beruhigungstee (Seite 31), 1 TL Johanniskraut-Elixier in 1 Glas Wasser
1., 3. und 6. Tag	Belebende Akupressur mit Johanniskrautöl (Seite 74)
2. und 5. Tag	Johanniskraut-Inhalation (Seite 78)

In der vierten Woche

Morgens	1 Tasse Johanniskraut-Herztee (Seite 31)
Mittags	1 TL Johanniskraut-Elixier (pur) nach dem Essen
Abends	1 Tasse Johanniskraut-Beruhigungstee (Seite 31)

Ein natürliches Schönheitsmittel

Nach allem, was Sie nun schon über Johanniskraut wissen, wird es Sie nicht überraschen, daß Johanniskraut auch Ihre äußere Erscheinung positiv beeinflußt. Natürlich zunächst einmal direkt: Mit Johanniskraut-Öl und Tinktur können Sie Ihre Haut, Haare, Augen und Zähne pflegen. Daß Johanniskraut auch die Durchblutung und die Sauerstoffversorgung der Haut fördert, daß seine entspannende Wirkung den Muskeltonus und damit die Haltung und die Spannung des Gewebes verbessert, ist ein weiterer Pluspunkt.

Auch zur Körperpflege

Schönheit, die von innen kommt ...

Das Wichtigste aber: Johanniskraut beruhigt, hebt eine gedrückte Stimmung und gibt Ihnen neue Energie, es fördert den gesunden Schlaf und verbessert die Verdauung.
Wenn Sie erholter, glücklicher, entspannter und ausgeglichener sind, wird sich das in Ihrer

Kosmetika auf Johanniskrautbasis

Hautcreme	Fügen Sie Ihrer Hautcreme 1 TL Johanniskraut-Blütenöl je 100 ml Creme hinzu.
Haarshampoo	Geben Sie einige Tropfen Blütenöl und 2 TL Johanniskraut-Tee in Ihr Shampoo.
Flüssigseife	Geben Sie einige Tropfen Johanniskraut-Blattöl und Johanniskraut-Tinktur sowie etwas Apfelessig zur Seife.
Zahncreme	Träufeln Sie einige Tropfen Johanniskraut-Elixier auf Ihre Zahncreme.
Mundwasser	Geben Sie einige Tropfen Johanniskraut-Tinktur in Ihr Mundwasser.
Badeöl	Zu 100 ml Badeöl geben Sie 1 TL Johanniskraut-Blütenöl.
Badesalz	Mischen Sie 1 TL Johanniskraut-Pulver mit 100 g Badesalz.

Ein natürliches Schönheitsmittel

Ausstrahlung zeigen. Ihre Augen werden an Glanz gewinnen, Ihre Haut wird frischer wirken, die Befreiung von Anspannungen und die bessere Versorgung mit Nährstoffen wird Fältchen glätten, die verbesserte Ausscheidung von Giftstoffen wird Ihren Teint, Ihre Haare und Nägel schöner aussehen lassen.
Wenn Sie also ein- bis zweimal im Jahr eine Johanniskraut-Kur (Seite 76) durchführen, werden Sie gar nicht mehr viel darüber hinaus tun müssen. Im folgenden finden Sie dennoch einige Ratschläge zur Pflege, für Problemhaut, für schönere Haare und strahlendere Augen.

»Veredeln« Sie Ihre Pflegemittel

▶ Sie können Johanniskraut bei der täglichen Pflege einsetzen, ohne Ihre Gewohnheiten allzusehr ändern zu müssen – einfach indem Sie Ihre gewohnten Pflegemittel mit Johanniskraut »veredeln« (Übersicht Seite 81).

Hautpflege

Die Haut fit zu halten, dient neben der Schönheit auch der Gesundheit – aber eine schöne Haut ist meist auch gesund. Mit Johanniskraut können Sie dafür einiges tun.

Für die tägliche Pflege

Die meisten Seifen schaden dem Säureschutzmantel der Haut. Seife wird viel zu häufig gebraucht, in der Regel können Sie Ihre Haut ebenso nur mit Wasser reinigen. Wenn Sie Öl oder starken Schmutz entfernen müssen, verwenden Sie am besten »veredelte« Flüssigseife (Übersicht Seite 81).

Für unreine Haut

Manche Menschen haben eine besonders schnell fettende Haut und große Talgdrüsen.

- Mit Johanniskraut-Tinktur können Sie fettige, unreine Haut effektiv reinigen, denn Johanniskraut trägt dazu bei, daß sich alle Hautfunktionen regulieren.

Maske für fettige Haut

- Eine *Maske* für unreine Haut ist eine Erholung, die Sie sich öfter einmal gönnen sollten: Mischen Sie 1 TL Apfelessig, 1 TL Johanniskraut-Tee mit 2 EL Kieselsäuregel. Tragen Sie diese Mischung auf die Haut auf, und lassen Sie die Maske mindestens 1/2 Stunde lang einwirken.

Kopfdampfbad zur Reinigung

- Auch ein *Kopfdampfbad* reinigt und erfrischt die Haut: Erhitzen Sie 1 l Wasser in einem Topf, geben Sie 2 EL Johanniskraut-Blüten und 1 TL Johanniskraut-Elixier hinzu, und beugen Sie sich mit einem Handtuch über dem Kopf über das dampfende Wasser. Nach fünf Minuten reiben Sie Ihr Gesicht mit einem feuchten Tuch ab.

Für trockene Haut

Trockene Haut ist bedenklicher als fettige Haut, obwohl sie nicht so leicht glänzt und Pickel entwickelt. Auf trockener Haut siedeln sich jedoch leichter Pilze an, Bakterien, Viren und Umweltgifte dringen schneller in die Haut ein, sie altert schneller und neigt eher zur Faltenbildung.

Entspannen Sie sich, während die Maske einwirkt.

- Verwenden Sie statt der üblichen alkalischen Seifen eine pH-neutrale Seife. Trinken Sie viel Johanniskraut-Tee, um die Haut auch von innen her zu kräftigen.

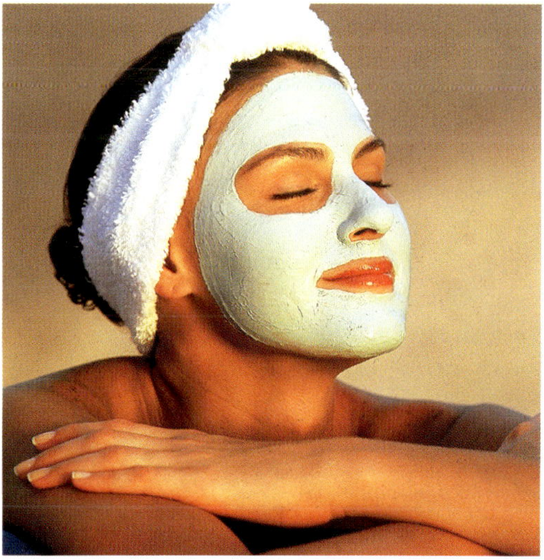

- Mit einer *Avocadomaske* können Sie Ihrer Haut Spannkraft und Feuchtigkeit zurückgeben: Vermischen Sie das zerdrückte Fruchtfleisch einer Avocado mit 1 EL Johanniskraut-Blütenöl, 1 EL Honig und 1 EL Jojoba-Öl. Tragen Sie den Brei als Maske auf, und lassen Sie sie mindestens eine Stunde lang einwirken. Danach spülen Sie Ihr Gesicht mit klarem Wasser ab.

Mischung aus Avocado, Johanniskraut und Jojoba

Haarpflege

Die Haare sagen einiges über den Gesundheitszustand eines Menschen aus. Eine falsche Ernährung, Mineralstoff- und Vitaminmangel, Streß und chronische Verdauungsstörungen lassen die Haare stumpf und spröde aussehen, führen zu übermäßigem Haarausfall oder zu Schuppen.

Mit Johanniskraut tun Sie von innen und von außen etwas für Ihre Haare. Es bringt Ihren Vitamin- und Mineralstoffhaushalt ins Gleichgewicht, verbessert Ihre Verdauung und Ihr seelisches Gleichgewicht. Äußerlich angewandt, stärkt es das Haar und gibt ihm gesunden Glanz.

Für die tägliche Pflege

Mit einem Johanniskraut-Haarshampoo (Seite 81) waschen Sie Ihre Haare wie gewohnt – nach einigen Wochen werden Sie bemerken, daß Ihre Haare kräftiger und glänzender geworden sind.

Für trockene, spröde Haare

Die Haare von innen und außen kräftigen

Sehr trockene, spröde und stumpf aussehende Haare weisen oft auf einen Vitamin- oder Mineralstoffmangel hin.

- Nehmen Sie 2mal täglich 1 EL Johanniskraut-Elixier ein, um diese Mangelerscheinungen auszugleichen.
- Mit einem besonderen Shampoo können Sie von außen her etwas tun: Mischen Sie 1 Eigelb, 1 EL mildes Haarshampoo und 1/2 TL Johanniskraut-Blütenöl (bei sehr langen Haaren nehmen Sie von allem etwas mehr), und lassen Sie das Shampoo 5 Minuten lang einwirken, bevor Sie die Haare ausspülen.

Für schnell fettende Haare

Auch für schnell fettende Haare gibt es ein spezielles Shampoo:

- Vermischen Sie 1 EL Shampoo, 1 EL Bier und 1 EL Johanniskraut-Tee, und waschen Sie damit Ihre Haare wie gewohnt.

Strahlende Augen mit Johanniskraut

Die Augen sind der Spiegel unserer Seele. Meist sind die Augen das erste, was wir an einem anderen Menschen wahrnehmen. Mit Johanniskraut können Sie die Leuchtkraft Ihrer Augen und damit Ihre gesamte Ausstrahlung verbessern:

- Nehmen Sie jeden Morgen 1 EL Johanniskraut-Elixier ein.
- Gönnen Sie Ihren Augen des öfteren, am besten jeden Abend, eine *Augenkompresse:* Bereiten Sie sich 1 Tasse schwachen Früchtetee, geben Sie 1 Messerspitze Salz und 1 EL Johanniskraut-Tee hinzu. Tauchen Sie einen Waschlappen in den warmen Tee, und legen Sie ihn für 3 bis 5 Minuten auf die Augen.
- Einmal wöchentlich können Sie Ihre Augen mit einem *Johanniskraut-Dampfbad* entspannen und reinigen: Erhitzen Sie 1/2 Liter Wasser, geben Sie 1 Tasse Johanniskraut-Tee und 1 EL Johanniskraut-Elixier hinzu, und beugen Sie sich einige Minuten lang mit einem Handtuch über dem Kopf über das dampfende Wasser. Dabei schließen und öffnen Sie Ihre Augen im langsamen Wechsel.

Einmal pro Woche ein Dampfbad

Mund und Zähne pflegen

Bei Freude zeigen wir Menschen (im Gegensatz zu den meisten Tieren) unsere Zähne. Sie können Mund und Zähne regelmäßig mit Johanniskraut pflegen und sie so gesund und attraktiv erhalten.

Für die tägliche Mund- und Zahnpflege

Natürlich ist die richtige Zahnpflege das Allerwichtigste. Wenn Sie sich regelmäßig nach dem Essen die Zähne putzen und die Zahnzwischenräume mit Zahnseide reinigen, werden es Karies und Parodontose schwer bei Ihnen haben.

Beachten Sie bei der täglichen Zahnpflege:

- Entfernen Sie mit Zahnseide die Speisereste in den Zahnzwischenräumen.
- Putzen Sie die Zähne nicht, wenn Sie gerade Wein, stark kohlensäurehaltige Getränke, saure Fruchtsäfte oder Obst verzehrt haben, sondern warten Sie mindestens eine halbe Stunde – die Säuren machen die Zähne »weicher«, und Sie würden beim Putzen Ihren Zähnen schaden.
- Putzen Sie die Zähne stets »von Rot nach Weiß«, streichen Sie also vom Zahnfleisch zu den Zähnen hin.
- Spülen Sie mit Wasser, um die Zahncremereste zu entfernen,

So putzen Sie richtig

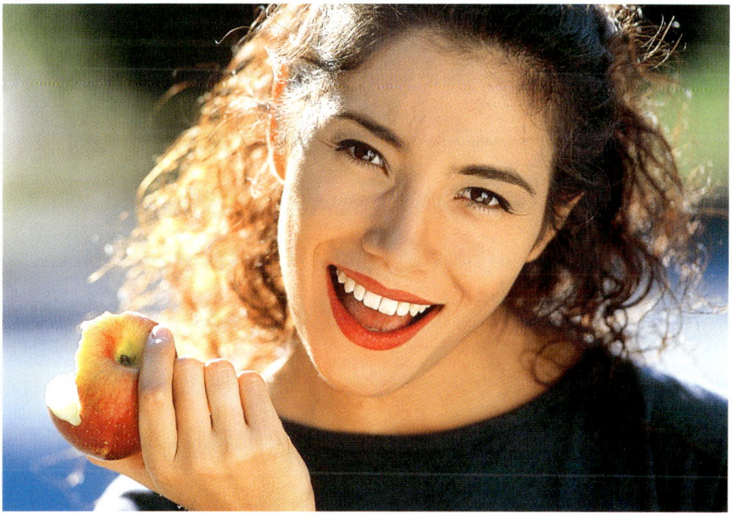

Auch eine ausgewogene, vollwertige Ernährung und gründliches Kauen tragen zur Zahnpflege bei.

Ein natürliches Schönheitsmittel

und dann noch einmal mit *Johanniskraut-Wasser* (1 EL Johanniskraut-Tinktur auf 1 Glas Wasser). Gurgeln Sie anschließend mindestens eine Minute lang mit dem Johanniskrautwasser.

Mundgeruch bekämpfen

Um so näher man sich kommt, desto wichtiger wird der Geruchssinn. Das Heimtückische am Mundgeruch ist, daß die Betroffenen selbst ihn in der Regel nicht wahrnehmen. Einem Menschen taktvoll mitzuteilen, daß er Mundgeruch hat, ist zwar etwas peinlich, hilft aber auf jeden Fall dem Betroffenen, der erst dann etwas gegen seinen Mundgeruch unternehmen kann.

Den Ursachen nachgehen

Mundgeruch kann vielerlei Ursachen haben: mangelnde Mund- und Zahnpflege, Zahn- und Zahnfleischerkrankungen, Zungenbelag, Magenbeschwerden, Stoffwechselprobleme oder Lungenkrankheiten.
Bei starkem, nicht selbst in den Griff zu bekommendem Mundgeruch sollte unbedingt ein Arzt die Ursachen abklären.

Zuvor aber können Sie selbst versuchen, Abhilfe zu schaffen:

- Nehmen Sie jeden Morgen 1 EL Johanniskraut-Elixier ein; das harmonisiert den Stoffwechsel, versorgt den Körper mit Mineralien und Vitaminen, hilft Magen und Verdauung bei Problemen und schafft damit die Voraussetzungen für einen frischen Atem und eine umfassende Gesundheit.
- Die richtige Mund- und Zahnpflege (Seite 85) ist natürlich außerordentlich wichtig. Wenn Speisereste in Zahnzwischenräumen und Zahnfleischtaschen gären, muß man nicht lange nach den Ursachen des Mundgeruchs fahnden.
- Mit einem *Johanniskraut-Mundwasser* können Sie Ihren Atem frischer machen: Gurgeln Sie mindestens 2 Minuten lang mit 1 EL Johanniskraut-Elixier auf 1 Glas Wasser.

Regelmäßig gurgeln

- Mit *Johanniskraut-Inhalationen* können Sie die tieferen Regionen Ihrer Atemwege reinigen: Erhitzen Sie 1/2 l Wasser, und geben Sie 2 EL Johanniskraut-Elixier hinzu. Inhalieren Sie 2 bis 3 Minuten lang die aufsteigenden Dämpfe.

Johanniskraut und andere Naturheilmittel

Erfolgreiche Kombinationen

Manchmal ist es sinnvoll, Johanniskraut durch andere natürliche und sanfte Heilmethoden zu ergänzen. Es gibt Fälle, bei denen eine Kombination aus mehreren naturheilkundlichen Methoden selbst jahrelange chronische Leiden auflösen konnte.

Bach-Blütentherapie

Die Bach-Blütentherapie basiert auf einem anderen Weltbild als die Schulmedizin – wahrscheinlich ist das einer der Gründe für ihren Siegeszug in den letzten Jahren.

Neuartige Heilmittel

Anfang dieses Jahrhunderts entwickelte der englische Arzt Dr. Edward Bach eine neue Art von Heilmittel, das nicht auf materieller, sondern auf seelischer Ebene wirkt. Die Blütenheilmittel Dr. Bachs sind nicht, wie oft angenommen wird, Pflanzenextrakte, denn ihre Wirkungen beruhen nicht auf materiellen Substanzen. Dies ist auch der Grund dafür, weshalb die Schulmedizin dieser Heilkunst noch etwas skeptisch gegenübersteht. Mit Hilfe von Sonnenlicht wird die den verwendeten Pflanzen eigene Information, Energie oder »Schwingung« auf Quellwasser übertragen – ähnlich wie bei hochpotenzierten homöopathischen Mitteln. Seelische, geistige oder auch körperliche Probleme können als (negative)

Bach-Blüten bei Ängsten

Aspen (Espe)	unklare Ängste
Cherry Plum (Kirschpflaume)	Angst vor Geisteskrankheit
Mimulus (Gefleckte Gauklerblume)	Angst vor Krankheit
Red Chestnut (Rote Kastanie)	Ängste um andere Menschen
Rock Rose (Sonnenröschen)	Panikattacken

Bach-Blüten bei Depressionen

Gorse (Stechginster)	Hoffnungslosigkeit
Olive (Olive)	Verlust der Lebensfreude
Pine (Föhre)	Schuldgefühle und Selbstzweifel
Star of Bethlehem (Milchstern)	Verlust eines geliebten Menschen
Sweet Chestnut (Edelkastanie)	Selbstmordgedanken

Energie betrachtet werden, der die positive Energie einer Bach-Blütenessenz entgegenwirkt, um das Problem von innen her aufzulösen.

Wie Sie Bach-Blütenheilmittel anwenden

Einfache Anwendung

Die Anwendung der Bach-Blüten ist einfach. Sie nehmen täglich 5 Tropfen von dem Heilmittel ein, indem Sie es direkt auf die Zunge träufeln, einige Sekunden im Mund behalten und dann schlucken. Mitunter kann es auch sinnvoll sein, bis zu drei Bach-Blüten miteinander zu kombinieren.
Die Bach-Blütenheilmittel erhalten Sie in den meisten Apotheken, Bezugsadressen über das Bach-Center (Adressen, Seite 93).

Wo die Bach-Blütentherapie Johanniskraut unterstützt

Die Wirkungsweise der Bach-Blüten macht sie zu einer idealen Ergänzung des Johanniskrauts bei Ängsten und Depressionen. Da Bach-Blüten keinerlei Nebenwirkungen haben, können sie unproblematisch mit Johanniskraut kombiniert werden.

Aromatherapie

Die Nase ist das Auge unseres Unterbewußtseins. Der Geruchssinn ist nämlich direkter als jeder andere Sinn mit unserem Unterbewußtsein verbunden. Vom »Riechfeld« in der Nasenschleimhaut, in dem die für die Geruchswahrnehmung zuständigen Sinneszellen liegen, geht der Geruchsnerv aus. Er steht direkt mit dem Gehirn in Verbindung – ist also praktisch eine Art »Gehirnfortsatz«. Daher können wir unsere Gefühle, Erinnerungen, Erfahrungen und seelischen Stimmungslagen effektiv durch Düfte aktivieren und beeinflussen.

Düfte beeinflussen Gefühle und Empfindungen

Für die enorme Wirkung von Duftstoffen ist sicherlich auch ein lernpsychologischer Aspekt verantwortlich. Unsere Gefühle und Erinnerungen sind nicht wie Daten in einem Computer gespeichert, sondern bilden ein kompliziertes Geflecht aus optischen, akustischen und geruch-

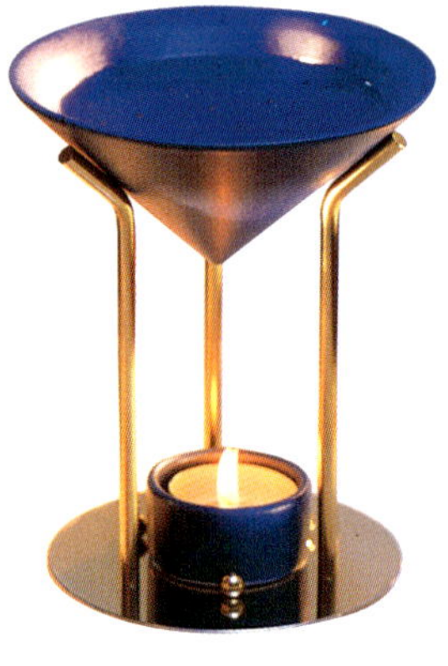

Probieren Sie verschiedene Öle – zu Heilzwecken oder einfach zum Wohlfühlen.

lichen Wahrnehmungen. Deshalb kann ein Geruch oft alte Erinnerungen und Gefühle lebhaft wachrufen.

■ Die Aromatherapie beruht auf den heilsamen Wirkungen ätherischer Öle – geruchsintensiver Essenzen, die aus verschiedenen Pflanzen gewonnen werden. Übrigens enthält auch das Johanniskraut ätherische Öle (Seite 17), die durchaus einen Teil seiner harmonisierenden Wirkungen auf die Psyche erklären. Ätherische Öle können bei einer Vielzahl körperlicher und seelischer Probleme unterstützend eingesetzt werden – auch bei der Depression.
Die Öle gibt es mittlerweile überall zu kaufen: In Apotheken, Reformhäusern, Bioläden und sogar in vielen Kaufhäusern; sie können jedoch von ganz unterschiedlicher Qualität sein. Für Heilzwecke sollten Sie nur 100 % naturreine Öle verwenden!

Kaufen Sie nur naturreine Öle!

Wie Sie ätherische Öle anwenden

Die Öle entfalten ihre Wirkungen am besten über den Geruchssinn, auch wenn man einige Öle einnehmen kann. Gerade bei psychischen Problemen ist die einfachste und sinnvollste Art, ätherische Öle anzuwenden, sie zu verdampfen: In einer Duftlampe wird durch ein Teelicht ein Wasserschälchen erhitzt, in das Sie einige Tropfen ätherisches Öl geben (für einen 20 m² großen Raum genügen 3 bis 5 Tropfen). Durch die Wärme verdunstet das Öl schneller, erfüllt den Raum mit angenehmem Duft und entfaltet seine heilsame Wirkung im Unterbewußtsein.

In einer Duftlampe verdampfen

Ätherische Öle bei Depressionen

Geranie	nachgeburtliche Depression
Orange	reaktive Depression
Patchouli	Altersdepression
Rosenholz	Gefühl der Sinnlosigkeit
Salbei	Hoffnungslosigkeit

Ätherische Öle bei Streß

Anis	Übermüdung
Neroli	nervöse Spannungen
Oregano	Ungeduld und Hektik
Rosmarin	Energiemangel

Ätherische Öle bei Ängsten

Bergamotte	Angst vor alltäglichen Dingen
Sandelholz	Angst vor Einsamkeit
Ylang-Ylang	Angst vor Menschen

Wo die Aromatherapie Johanniskraut unterstützt

Eine sinnvolle Ergänzung zu Johanniskraut

Die Kombination von ätherischen Ölen und Johanniskraut ist vor allem bei Ängsten sowie bei Depressionen und Streßproblemen angezeigt: Ätherische Öle geben der antidepressiven Wirkung des Johanniskrauts eine bestimmte »Zielrichtung« – je nach Form der Depression. Orangenöl etwa ist bei einer »reaktiven Depression« angezeigt, also einer Depression, die auf ein seelisch stark belastendes Ereignis folgt (zum Beispiel die Scheidung oder den Tod eines nahestehenden Menschen). Ähnlich beim Streß: Es macht nämlich einen Unterschied, ob Probleme durch einen Mangel an Energie oder durch übermäßige Aktivierung zustande kommen.

Gewürzheilkunde

In China und Indien seit Jahrtausenden bekannt

Während das Heilen mit Gewürzen bei uns noch wenig bekannt ist, hat es in der chinesischen Medizin und im indischen Ayurveda eine lange Tradition. Gewürze sind ganzheitliche Heilmittel, die durch ätherische Öle den Geruchs- und Geschmackssinn ansprechen: Sie harmonisieren die Verdauung, fördern die Ausscheidung von Giften und erleichtern auch der Seele die Heilung.

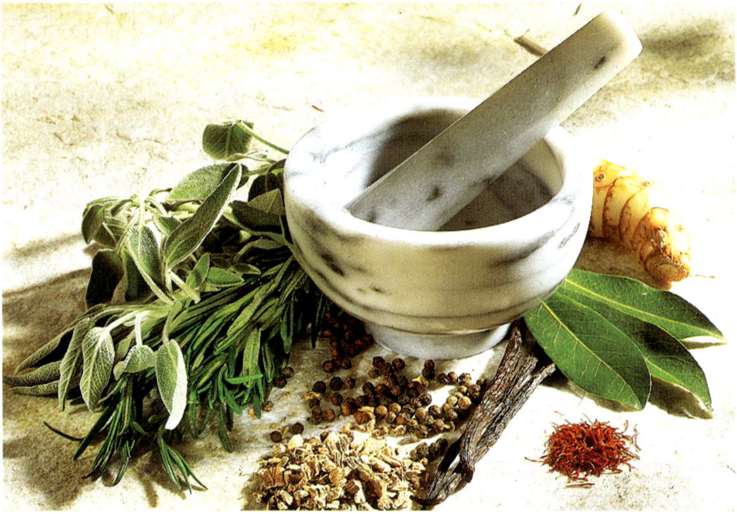

Im Mörser frisch gemahlen wirken Gewürze am besten.

Wie Sie Gewürze anwenden

Als Tee oder Gewürzsud

Die Einsatzmöglichkeiten der Gewürze sind vielfältig: Natürlich können wir unsere Speisen würzen, aber wir können auch Tees, homöopathische Gewürzheilmittel oder einen Gewürzsud – die einfachste Methode – herstellen.

▶ Sie geben 1/2 TL frisch gemahlenes Gewürz (oder Gewürzmischung) in 1/2 l heißes, aber nicht kochendes Wasser, lassen es 5 Minuten lang ziehen und filtern dann die festen Bestandteile (zum Beispiel mit einem Kaffeefilter) heraus. Das gefilterte Wasser, der Gewürzsud, ist das Heilmittel. Nehmen Sie davon 1- bis 5mal täglich 1 EL ein.

Die wichtigsten Gewürze, die sich bei verschiedenen Arten von Depressionen als hilfreich erwiesen haben, finden Sie in der Übersicht.

Gewürzheilmittel bei Depressionen

Gewürz	Heilanzeige	Wirkung
Alant	bedrückte Stimmung, Lustlosigkeit	stimmungsaufhellend
Galgant (»Siam-Ingwer«)	Mangel an Gegenwärtigkeit	hilft, wieder zum Hier und Jetzt zu gelangen
Lorbeer	unklare Gedanken	fördert das Bewußtmachen verdrängter Wünsche; hilft, den eigenen Weg zu finden
Pfeffer	trübe Stimmung	gibt Energie, aktiviert; löst düstere Gedanken auf; führt uns zu unserer unterdrückten Sinnlichkeit
Rosmarin	Altersdepressionen; Erschöpfungszustände	gibt Energie
Safran	Mangel an Liebesfähigkeit	erhöht unsere »Herzkraft« und unsere Fähigkeit, Liebe zu geben und zu empfangen
Salbei	unverdaute Konflikte; Hoffnungslosigkeit, Resignation	unterstützt die Willenskraft; klärt den Blick
Vanille	Mangel an Kreativität und Sinnlichkeit	löst die Angst vor Zärtlichkeit; beseitigt Blockaden

Kräutermedizin

Anwendung als Tee

Die Kräutermedizin ist wohl die älteste Therapie der Naturheilkunde – sie ist die »ältere Schwester« der Gewürzheilkunde. Wir beschränken uns hier auf fünf einheimische Heilpflanzen, die die Wirkungen des Johanniskrauts besonders gut unterstützen und die Sie mit Johanniskraut als Tee anwenden können (Übersicht).

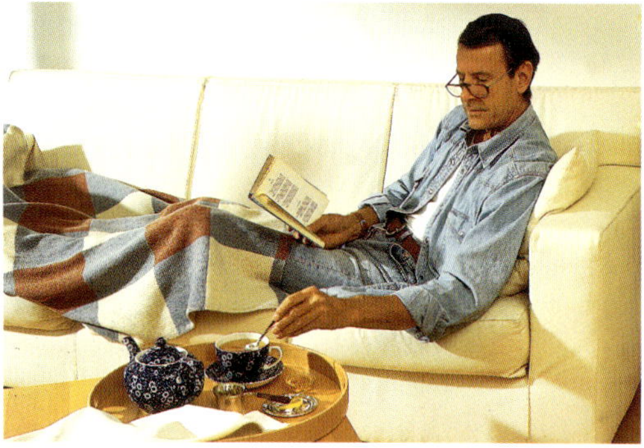

Heilpflanzentees mit Johanniskraut sind auch etwas für Genießer.

So unterstützt Johanniskraut die Kräutermedizin

Heilpflanze	Heilanzeige	Anwendung
Kamille	innerlich bei gereiztem Magen; äußerlich bei Hautverletzungen und Hämorrhoiden	Pro Tasse 1 TL Kamillenblüten überbrühen, 5 Minuten ziehen lassen. Johanniskraut-Verdauungstee (Seite 31) und Kamillentee im Verhältnis 2:1 mischen.
Baldrian	zur Beruhigung	Als Kombinationsmittel: Johanniskraut-Beruhigungstee wie gewohnt ansetzen (Seite 31) und 1 TL fein geschnittene Baldrianwurzel hinzugeben.
Ringelblume (Calendula)	äußerlich bei schlecht heilenden Verletzungen, bei Entzündungen	Pro Tasse 2 TL Ringelblumenblüten überbrühen, 7 Minuten ziehen lassen. Sie mischen Johanniskraut-Beruhigungstee (Seite 31) und Ringelblumentee im Verhältnis 1:1.
Hopfenblüten	bei Schlafstörungen	Pro Tasse 2 TL Johanniskraut und 1 TL Hopfenblüten mischen, überbrühen, 9 Minuten ziehen lassen. Eine halbe Stunde vor dem Schlafengehen trinken.
Weißdornblüten	bei Herzschwäche	Pro Tasse 2 TL Johanniskraut und 2 TL Weißdornblüten mischen, überbrühen, 12 Minuten ziehen lassen. Morgens und abends 1 Tasse.

Zum Nachschlagen

Bücher, die weiterhelfen

Koch, Silke, *Gewürze und Kräuter;* Bassermann
Kreuter, Marie-Luise, *Der Bio-Garten;* BLV-Verlagsgesellschaft
Roth, Lutz, *Hypericum, Hypericin;* Ecomed Verlagsgesellschaft

Titel von den Autoren Aljoscha Schwarz und Ronald Schweppe:

Bach-Blüten – *Gesundheit für die Seele;* Moderne Verlagsgesellschaft
Das Buch vom Bauch; Hugendubel
Aromatherapie; Humboldt
Shiatsu easy; Humboldt
Deprimiert? Depressiv? Auswege aus der Krise; Neff
Heilen mit Gewürzen; Delphi

Titel aus dem Gräfe und Unzer Verlag:

Alber-Klein, Dr. Cordelia, Hornberger, Regina, *Bach-Blüten und neue Blütenessenzen*
Flade, Dr. Sigrid, *Allergien*
Hopfenzitz, Petra, *Mineralstoffe*
Langen, Prof. Dr. Dietrich, *Autogenes Training*
Lützner, Dr. Hellmut, Million, Helmut, *Richtig essen nach dem Fasten*
Lützner, Dr. Hellmut, *Wie neugeboren durch Fasten*
Mansmann, Dr. Vinzenz, *Total erschöpft*
Mühleib, Dr. Friedhelm, *Fit, schön und gesund – Vitamine*
Oberlack, Helmut, *Tai Ji Quan*
Pahlow, Mannfried, *Heilpflanzen*
Rüdt von Collenberg, Irmhilt, *Natürlich durch die Wechseljahre*
Schmidt, Sigrid, *Bach-Blüten; Immunsystem*
Schutt, Karin, *Ayurveda für jeden; Massagen – Wohltat für Körper und Seele; Wasser – Quelle für Schönheit und Wohlbefinden*
Schwarze, Micheline, *Qigong*
Uhlemayr, Ursula, *Wickel & Co. – Bewährte Hausmittel neu entdeckt*
Unger-Göbel, Ulla, *Vitamine*
Waesse, Henry, *Yoga für Anfänger*
Wagner, Dr. Franz, *Akupressur; Reflexzonen-Massage*
Werner, Monika, *Ätherische Öle*
Wühr, Dr. Erich, *Gesund durch chinesische Heilkunst*

Adressen, die weiterhelfen

Deutschland:

Zentralverband der Ärzte für Naturheilverfahren
Alfredstraße 21
72250 Freudenstadt

Projekt Patienteninformation für Naturheilkunde
c/o UFA-Fabrik
Viktoriastraße 13–18
12105 Berlin

Ärztetag für Medizin ohne Nebenwirkung
Feinhalsstraße 8
81247 München

Deutsche Akademie für Akupunktur und Aurikulomedizin e.V.
Feinhalsstraße 8
81247 München

Hufeland-Gesellschaft für Gesamtmedizin e.V.
Friedenstraße 98
75173 Pforzheim

Bach Center, German Office
Lippmannstr. 57
22769 Hamburg

Österreich:

Österreichische Gesellschaft für Akupunktur und Auriculotherapie
Hugelgasse 1–3
1150 Wien

Österreichische Gesellschaft für ganzheitliche Medizin
Gablenzgasse 7
1150 Wien

Österreichische Gesellschaft für homöopathische Medizin
Mariahilfer Str. 110
1070 Wien

Österreichische Gesellschaft für Autogenes Training und allgemeine Psychotherapie
Testarellogasse 31
1130 Wien

Schweiz:

Homöopathischer Ärzteverband
Sennweidstr. 45
6312 Steinhausen

Naturärzte-Vereinigung der Schweiz
Postfach 65
9052 Niederteufen

Schweizerische Ärztegesellschaft für Aurikulomedizin und Akupunktur
Postfach 176
8575 Bürglen

Schweizerische Gesellschaft für ganzheitliche Heilkunde
Postfach 8213
3001 Bern

Register

Impressum

Redaktion: Reinhard Brendli M.A.
Lektorat: Dr. Dörte Otten

Layout und Umschlaggestaltung: Heinz Kraxenberger
Produktion: Ina Hochbach
Satz: Easy Pic Library
Lithos: PHG-Lithos
Druck: Appl
Bindung: Sellier

Fotos und Illustrationen: Archiv für Kunst und Geschichte: Seite 9; Bavaria Bildagentur: Seite 62; C. L. Bergmann: Seite 40; Christian Dahl: Seite 56; Deutsches Apotheken-Museum: Seite 22; Franz Faltermaier: Seite 42; Köllnflockenwerke (Peter Kölln): Seite 70; Mike Masoni: Seite 35, 68, 85; Mauritius: Seite 19, 66 (Thonig); Hans Reinhard: Umschlagvorderseite (Johanniskraut), Seite 2 (links), 6, 12, 26; Martin Scharf: Seite 75; Fotostudio Reiner Schmitz (Styling: Jeanette Heerwagen): Seite 2 (rechts), 16, 20, 28, 31, 32, 58, 77, 90, 92, Umschlagrückseite; Christophe Schneider: Umschlagvorderseite (Frau), Seite 3, 47, 72, 88; Christof Stieger: Seite 50; Tony Stone: Seite 14, 38 (Peter Correz), 64 (David Stewart), 83 (Rick Rusing)

ISBN 3-7742-3767-0

Auflage	4.	3.	2.	1.
Jahr	01	00	99	98

Die GU-Homepage finden Sie im Internet unter: www.gu-online.de

Dank
Wir danken Herrn Dr. med. Andreas Walper, Arzt für Biochemie und Referatsleiter der medizinisch-wissenschaftlichen Abteilung der Lichtwer Pharma GmbH, Berlin, für die inhaltliche Begutachtung des Manuskriptes.